本书获

2019年贵州省出版传媒事业发展专项资金

资　助

健康贵州丛书

结核病

的那些事

贵州省疾病预防控制中心
贵州省防痨协会 编

陈慧娟 李佳颖 雷世光 李进岚 主编

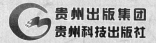

贵州出版集团
贵州科技出版社

图书在版编目（CIP）数据

结核病的那些事 / 贵州省疾病预防控制中心，贵州省防痨协会编；陈慧娟等主编 . -- 贵阳：贵州科技出版社，2019.7（2020.6 重印）

（健康贵州丛书）

ISBN 978-7-5532-0782-7

Ⅰ . ①结… Ⅱ . ①贵… ②贵… ③陈… Ⅲ . ①结核病—防治—普及读物 Ⅳ . ①R52-49

中国版本图书馆 CIP 数据核字（2019）第 134871 号

结核病的那些事
JIEHEBING DE NAXIESHI

出版发行	贵州出版集团　贵州科技出版社	
地　　址	贵阳市中天会展城会展东路 A 座（邮政编码：550081）	
网　　址	http://www.gzstph.com	
出 版 人	熊兴平	
经　　销	全国各地新华书店	
印　　刷	三河市同力彩印有限公司	
版　　次	2019 年 7 月第 1 版	
印　　次	2020 年 6 月第 5 次	
字　　数	200 千字	
印　　张	8.25	
开　　本	889 mm × 1194 mm 1/32	
定　　价	35.00 元	

天猫旗舰店：http://gzkjcbs.tmall.com

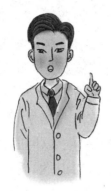

前　言

FOREWORD

　　结核病是一种经呼吸道传播的慢性传染病，在历史上曾被称为"白色瘟疫"，有"十痨九死"之说。在 20 世纪 40 年代，有效的抗结核药物相继出现后，结核病的流行一度得到了有效的控制。20 世纪 90 年代，结核病与艾滋病双重感染的流行、人口流动性的增加，以及耐多药结核病的蔓延，使结核病再度成为严重的公共卫生问题。1993 年，世界卫生组织宣布"全球处于结核病紧急状态"，号召全球紧急动员，加强结核病控制工作。

　　我国是世界上 22 个结核病高负担国家之一。结核病是我国重点防控的疾病之一。为应对结核病的流行，我国政府积极行动，相继出台并组织实施了多个结核病防治规划，采取了有效的防控措施。2017 年，在主题为"在可持续发展时代终止结核病：多部门共同应对"的第一届世界卫生组织全球部长级会议上，我国与全球 100 多个国家达成共识，2030 年前采取紧急行动终止结核病。

　　中共贵州省委、贵州省人民政府高度重视结核病的防控工作，在全省结核病防治战线医务人员的共同努力下，贵州省结核病流行在一定程度上得到了遏制。但受地理环境、经济文化水平的制约，贵州省结核病的疫情在全国仍然位居前列。为动员全社会参与控制结核病，早日实现终止结核病的目标，我们精心编写了《结核病的那些事》一书，旨在广泛普及结核病防控知识，提高人们对结核病早发现、早治疗、早管理的意识。本书图文并茂、通俗易懂，以问答的形式把结核病的防控知识融入其中，集思想性、知识性、科学性、趣味性、实用性、可读性于一体。

由于编者水平有限，在编写过程中难免有诸多不足之处，恳请各位读者、专家不吝赐教，以便我们将来进一步完善和改进。

编　者

2018 年 9 月 16 日

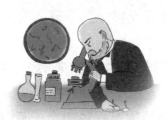

目　录
CONTENTS

结核病的那些事

结核病的那些事

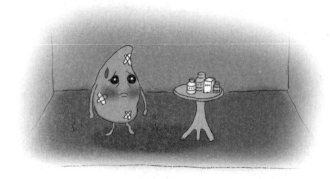

第 一 部分

带你认识结核病

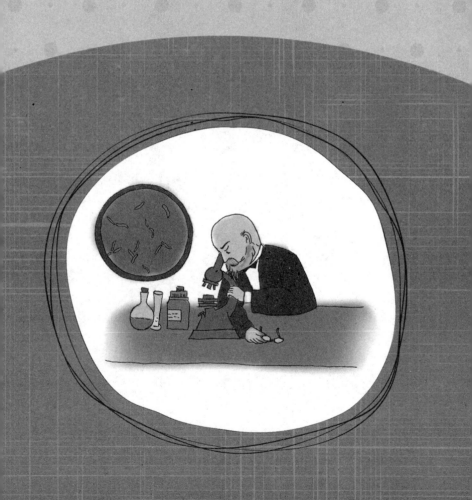

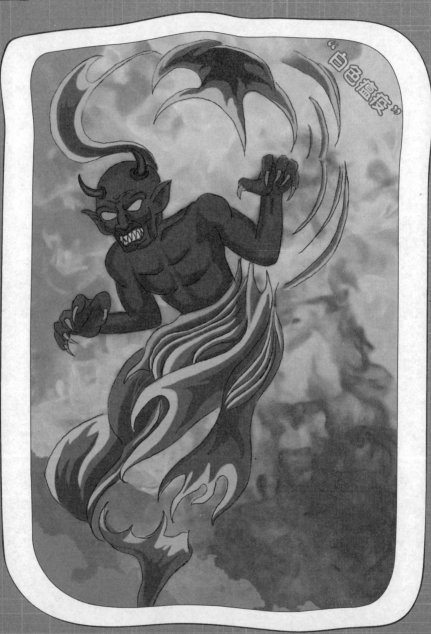

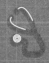

一、结核病有多长的历史？

结核病是一种古老的慢性传染病。历史上有许多名人因患结核病，且缺乏有效的治疗而失去生命，比如费雯丽、肖邦、梭罗等。有历史记载的结核病最早可以追溯到 6000 多年前的意大利和埃及。19 世纪的文学作品中不乏对结核病患者的唯美描写，作家笔下的"面色苍白""身形消瘦"，正好符合当时大众的审美。

结核病的那些事

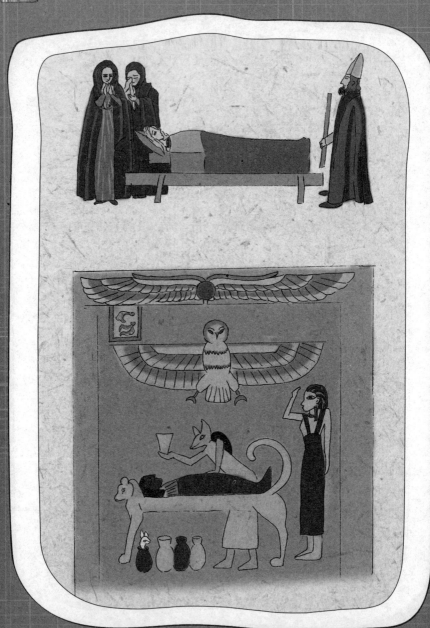

 004

1973 年，在我国湖南长沙马王堆一号墓出土的女尸肺内发现了肺结核的钙化灶，这是我国迄今为止发现的最早的结核病的证据，距今 2100 多年。在我国的很多文学作品里都有肺结核的"身影"，如《红楼梦》里弱不禁风的林黛玉，《三国演义》里吐血而死的周瑜，鲁迅笔下吃人血馒头治病的华小栓……

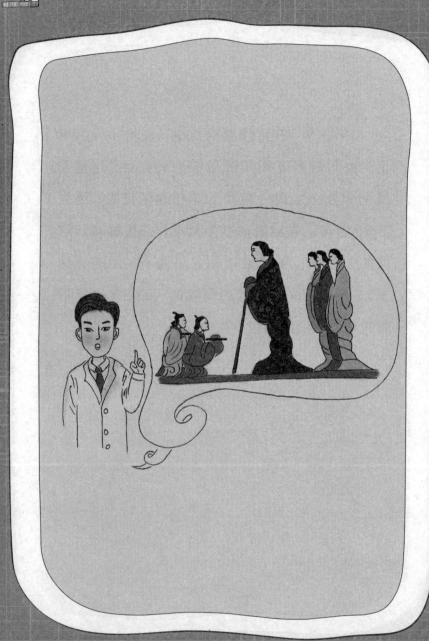

二、什么是结核分枝杆菌?

　　结核分枝杆菌是引起结核病的病原体,在显微镜下为细长、略微弯曲的杆菌。德国科学家罗伯特·科赫（Robert Koch）在肺结核患者的痰中分离到了结核分枝杆菌,并于 1882 年 3 月 24 日在柏林生理学会的会议上宣布结核分枝杆菌是导致结核病的病原菌,为人类战胜结核病明确了目标。

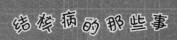

德国科学家罗伯特·科赫在肺结核患者的痰中分离到了结核分枝杆菌。

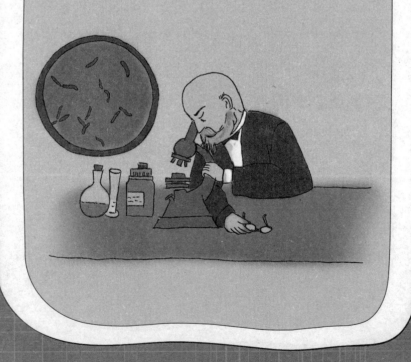

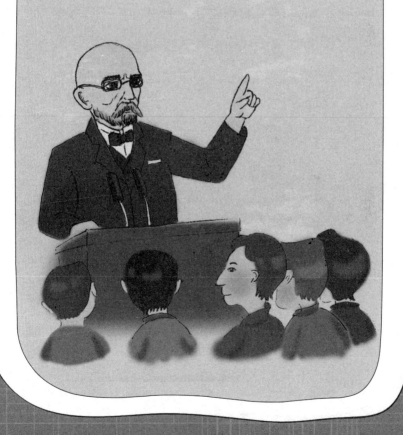

结核分枝杆菌是导致结核病的病原菌。

结核分枝杆菌主要通过呼吸道传播，少数经消化道、皮肤等途径传播。它可以侵犯人体除头发、牙齿以外的任何器官。约 80% 的结核分枝杆菌侵犯肺部引起肺结核。此外，它还可侵犯肺部以外的其他组织引起相应的结核病变，如骨结核、肾结核、肠结核、脑膜结核、淋巴结核等，多为继发病变。

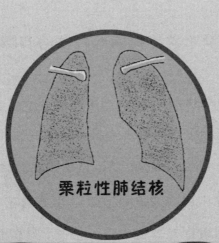

粟粒性肺结核

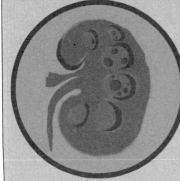
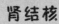

肾结核

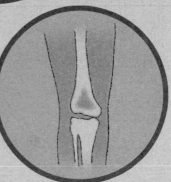

骨关节结核

三、最早的结核病治疗方法有哪些?

在20世纪初,结核病没有特效的药物治疗,4个结核病人中约有1个被治愈,病死率和复发率很高。70%～80%的中重度肺结核患者在10年内死亡。那时的治疗方法以疗养为主,但不是所有的患者都能享受到这一治疗,只有有钱的贵族才可能去疗养院接受治疗,相关疗养院也因此得以蓬勃发展。

在 20 世纪初，4 个结核病人中约有 1 个被治愈。

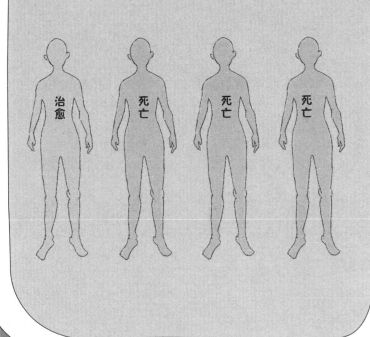

疗养的原则：

完全休息、加强营养、去温暖的地方，仰仗大自然清洁的空气和充沛的阳光，再加上安静的环境和丰富的营养，从而提高人体自身的抵抗力，抵御结核病。采用疗养为主的方法治疗结核病，疗效不足 25%。

20 世纪 40 年代，采用人工气胸、人工气腹、胸廓改形术等萎陷疗法，疗效提高到 40%。

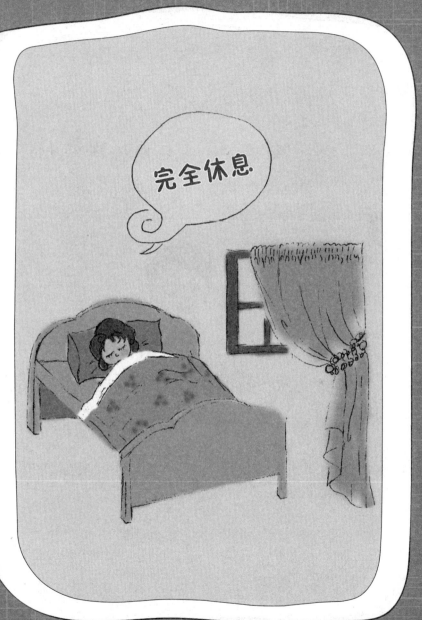

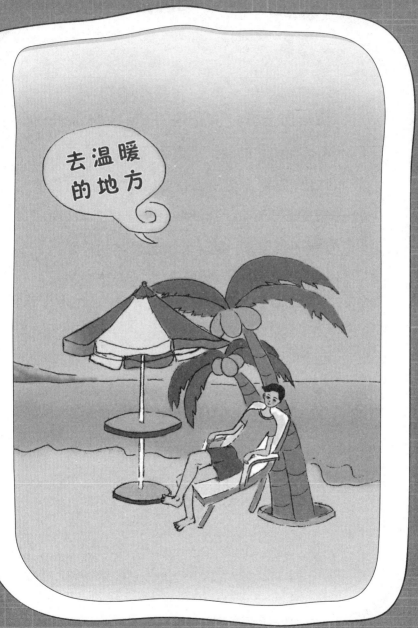

如今因世界经济论坛（World Economic Forum）而闻名的瑞士小镇达沃斯，曾是著名的疗养胜地，在缺少药物治疗的时期，患肺结核的社会名流蜂拥而至。达沃斯因为海拔高，四面环山，空气干爽清新，是肺病患者最佳的疗养地。当时城里的医院鳞次栉比，现在这些医院很多已经改建成了酒店。

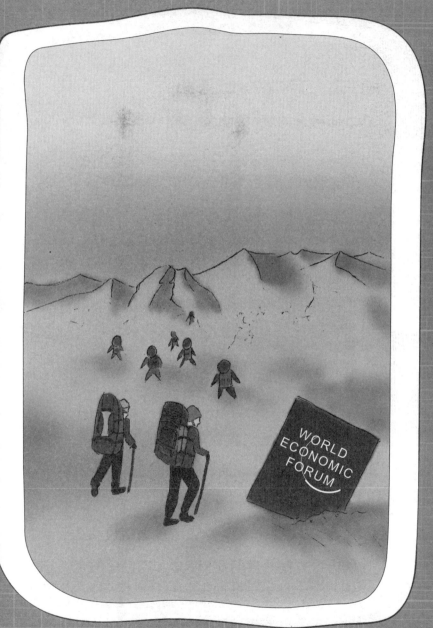

四、结核病化疗史上的"里程碑"有哪些?

结核病化疗史上共有 7 个"里程碑":

一是 1944 年,链霉素被证明对人结核病有显著疗效,使较严重的结核病患者免于因结核病死亡。

二是 1946 年,证明对氨基水杨酸制剂与链霉素合用,可以延缓耐药性的产生,这是药物联合治疗结核病的开端。

三是 1952 年,高效、低毒、价廉、使用方便的异烟肼问世,联合 2 种药或 3 种药的方案治疗 18 个月、24 个月,使结核病的治愈率达到 90%。

四是 1956 年,印度马德拉斯研究报告,不住院治疗方案效果明显,不增加家庭接触者的感染率，极大地降低了治疗的费用，易于大规模推广应用，加速了结核病的控制进程。

五是 1964 年，间歇治疗方案和每日服药方案在某些类型的结核病治疗中被证明疗效相同，为间隙化疗提供了理论依据。

六是 1965 年利福平的问世和 1972 年短程化疗方案的问世，使结核病的常规疗程缩短了 1/3 ～ 1/2，从而使结核病传统的"长化治疗"方案发生了变革，疗程缩短了 6 ～ 9 个月。自 1980 年起正式进入了以异烟肼加利福平为主的短程化疗时代。

七是 1995 年，世界卫生组织（WHO）推出了直接面视下的短程化疗（DOTS），以解决治疗不规范的问题，提高了规则服药率，取得了明显效果。

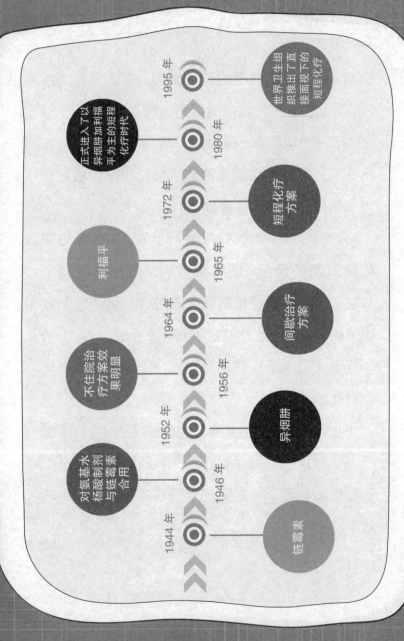

五、世界防治结核病日是哪天?

1992 年,在罗伯特·科赫发现结核分枝杆菌 100 周年的时候,世界卫生组织与国际防痨和肺病联合会共同倡议,要像其他世界卫生日一样,将每年 3 月 24 日作为"世界防治结核病日",以纪念世界著名微生物学家罗伯特·科赫的杰出贡献。这个建议后来被国际防痨协会理事会采纳。

世界卫生组织　　　　　国际防痨和肺病联合会

3·24

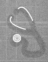

　　1995年，世界卫生组织正式将每年的3月24日确定为世界防治结核病日，以期唤起公众对结核病的关注。每年的这天，全球各地的政府机构、卫生行政部门、结核病防治机构等会组织开展一系列的结核病防治宣传活动，广泛宣传结核病的危害，向公众普及结核病防治知识。

每年的 3 月 24 日为
"世界防治结核病日"。

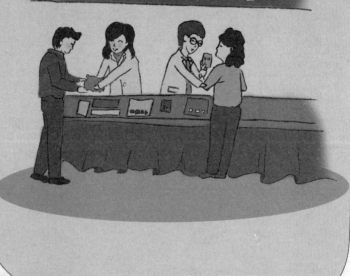

六、结核病流行史可分为哪3个历史时期?

　　在历史上，由于人们对结核病的认识不断深入，演绎出了结核病流行史上的不同阶段，即发展阶段、过渡阶段和下降阶段。国内外许多学者针对结核病的流行演变将结核病流行史分为3个时期，各个时期都有其特定的特征。

一是 1882 年以前，即罗伯特·科赫发现结核分枝杆菌之前。这一时期是结核病流行十分猖獗的时期。由于对结核病没有科学的认识，结核病的患病率和死亡率都极高。人们对结核病处于恐慌之中，并将之称为"白色瘟疫"。

第一个时期
罗伯特·科赫发现结核分枝杆菌之前，结核病被人们称为"白色瘟疫"。

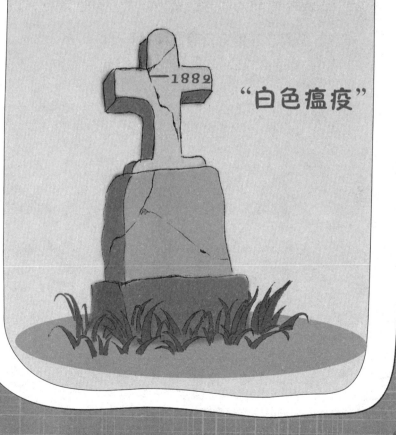

—1882

"白色瘟疫"

二是 1882—1944 年，即从罗伯特·科赫发现结核分枝杆菌到链霉素被用于治疗结核病之前。这一时期，明确了结核病的传染源和传播途径，在肺结核的诊断、早期发现、预防、治疗、消毒、隔离及卫生宣传等方面都有了新进展。

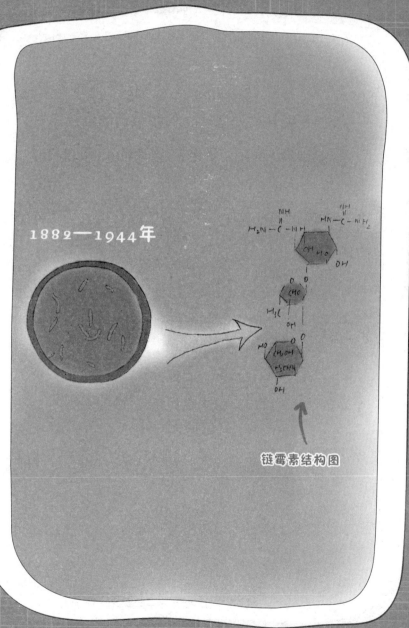

1882—1944年

链霉素结构图

三是从 1945 年至今，对结核病的治疗进入了现代化疗时代。随着各种抗结核化学药物的问世、联合化疗方案的推广运用，以及对结核病的控制措施的不断完善，结核病的流行出现了下降的趋势。

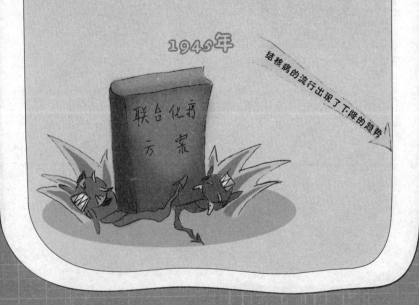

七、世界卫生组织为什么宣布 "全球处于结核病紧急状态"？

　　"化疗时代"的到来一度让人们不再恐惧结核病。然而，1993 年 4 月，在伦敦召开的第 46 届世界卫生大会上，世界卫生组织史无前例地宣布"全球处于结核病紧急状态"，号召全球紧急动员，加强结核病控制工作，并于 1995 年将结核病列为重点控制的 3 大传染病之一。

1993年4月　伦敦

结核病又卷土重来了！

造成这一情况的主要原因有 4 个。

一是对结核病的忽视。

发达国家盲目乐观地认为结核病接近消除了，很多结核病的防控机构和人员被削减，经费投入大幅下降。而发展中国家尽管疫情严重，但却没有足够的人力和经费投入。

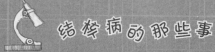

对结核病的忽视，导致防控经费投入大幅下降

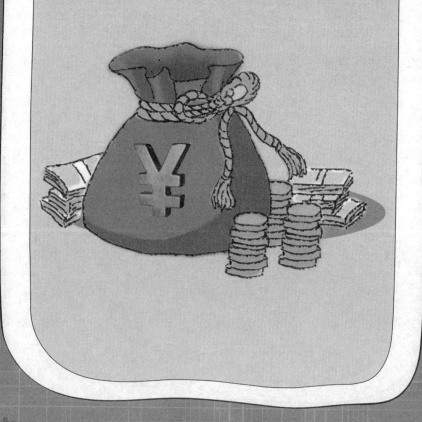

二是人口的流动性增加。

　　交通的便捷加速了人口的流动，同时也加速了疾病的流行，这使得结核病从疫情严重的地区向低疫情地区的传播概率增加。流动人口流动性大，生活压力大，居住环境拥挤，这都给结核病的蔓延和传播带来了隐患，也带来了管理上的困难。

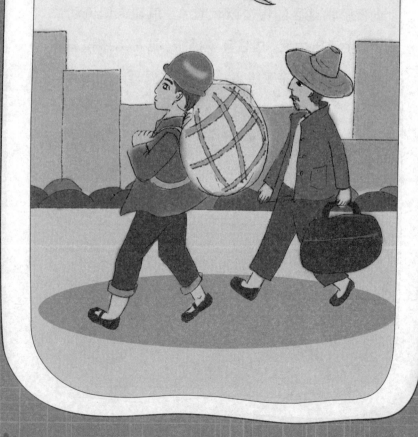

三是结核病与艾滋病合并感染。

　　人类免疫缺陷病毒（HIV）又称艾滋病病毒，其感染和流行加速了结核病的流行，结核病已成为艾滋病最严重的机会性感染之一。据估计，在艾滋病和结核病混合感染的患者中，一年之内出现活动性结核的危险性是 5% ~ 8%，一生的危险性为 30%，而 HIV 阴性的人一生的危险性仅为 5% ~ 10%。

我们是一对
"好盆友"。

我是
结核分枝杆菌。

我是
艾滋病病毒。

MTB

HIV

四是耐多药结核病病例的增加。

　　结核病病人的不规则治疗和不合理用药，导致耐多药结核病病人逐渐增多，这些病人具有痰菌阴转慢，传染期长，诊断、治疗、管理技术复杂，治疗费用高，治愈率低，死亡率高的特点，一旦传染给他人会造成健康人感染原发耐多药的结核分枝杆菌。

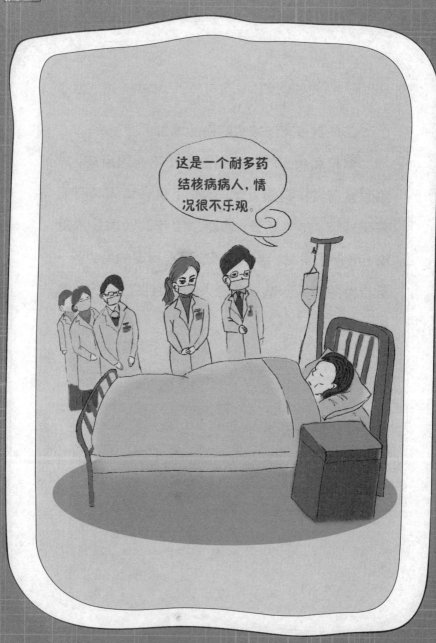

八、全球结核病患者有多少？

据世界卫生组织报告，2017 年，全球约有 1010 万例结核病发病病例，发病率为 133/10 万。45% 的病例集中在东南亚区，25% 的病例分布在非洲区，17% 的病例分布在西太平洋区，小部分发生在东地中海区（7%）、欧洲和美洲区（各占3%）。在 2017 年估算的结核病发病病例中有 9% 是 HIV 感染者。

九、我国结核病患者有多少？

我国是结核病高负担的国家之一。2017 年结核病的发病数为 88.9 万例，发病率为 63/10 万，排在世界第二位，发病数占全球发病数的 8.8%。同时我国也是 27 个耐多药肺结核高负担国家之一，2017 年估算耐多药肺结核的发病数为 5.8 万例，占全球发病数的 13%，耐多药肺结核的负担排在世界第二位。

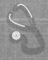

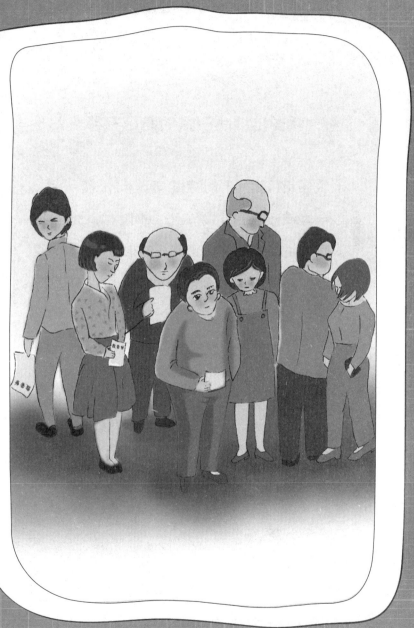

十、我国结核病疫情的特征有哪些?

我国结核病疫情的特征如下:

一是结核病感染人数多: 目前全国已有 4 亿多人感染了结核分枝杆菌。在感染结核分枝杆菌的人群中, 约 10% 的人将发生结核病。如果结核病的流行与感染不能得到有效控制, 今后 10 年间, 感染人数将可能会增加到 8 亿, 这是一个极大的潜在性威胁。

二是现在患肺结核的病人多：全国 15 岁及以上人群中，活动性、菌阳（痰标本检查阳性）和涂阳（痰涂片检查阳性）肺结核患者数分别为 499 万人、129 万人和 72 万人。

51.2% 的肺结核患者年龄在 15 ～ 59 岁之间，这是劳动力产出的年龄段。肺结核病程长，患者身体受损严重，这对个人、家庭和社会都是一种沉重的经济负担。

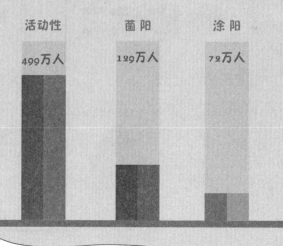

活动性　499万人

菌阳　129万人

涂阳　72万人

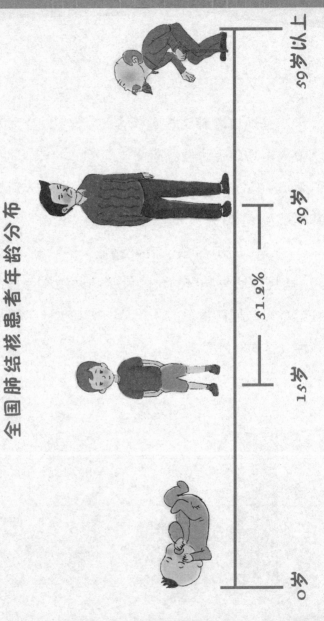

全国肺结核患者年龄分布

0岁　15岁　59岁　59岁以上

51.2%

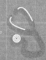

三是结核病死亡人数多：全国结核病年死亡人数5.4万人，其中肺结核年死亡人数5.2万人。

四是结核病疫情地区差异明显：农村地区较城镇地区严重，西部地区较中东部地区严重。

五是患病率随年龄增加呈上升趋势，且男性高于女性。

六是特殊人群中的结核病病例多：我国结核分枝杆菌与HIV双重感染患者约2万人；每年新发耐多药肺结核患者约10万人。

全国结核病年死亡人数5.4万人

肺结核年死亡人数5.2万人

结核分枝杆菌与HIV双重感染患者约2万人

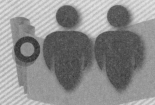
每年新发耐多药肺结核患者约10万人

十一、贵州省结核病疫情的特征有哪些?

贵州省是结核病高发的省份之一,2017 年全省结核病报告发病率(122/10 万)在全国排第四位,位于新疆、西藏和青海之后。全省每年报告的肺结核人数在 4 万人左右,报告发病数位列所有传染病的首位,约占甲类、乙类传染病发病数的 1/2。贵州省结核病的流行情况具有明显的地理分布特征,黔北地区是报告发病数较高的地区。全省报告的肺结核病例中男性多于女性,以 15 ~ 54 岁的青壮年为主,七成以上的患者为农民。

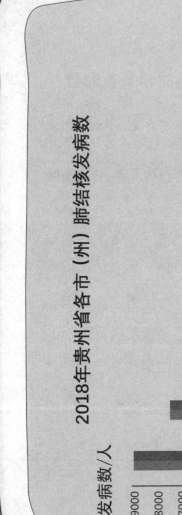

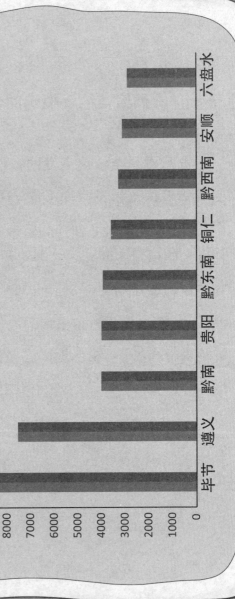

2018年贵州省各市（州）肺结核发病数

十二、我国关于结核病的政策有哪些?

在全国的结核病定点医院,肺结核的疑似病人在初次就诊时可以得到免费的胸部 X 线片(简称"胸片")和痰涂片检查;在确诊后初次治疗的肺结核患者和复治涂阳的肺结核患者可以得到国家统一提供的免费抗结核药物。在各省之间或者省内各县之间流动的肺结核患者,可以不受户籍的限制,和当地居民一样享受到同样的优惠政策。

十三、哪种是传染性肺结核患者？

　　痰涂片和（或）痰培养发现结核分枝杆菌的肺结核患者具有传染性，是结核病的主要传染源。肺结核的传染性与患者的排菌量、咳嗽的频率、环境的通风情况以及与其接触的密切程度等因素有关。在肺结核发展、恶化或形成空洞时，病变中的结核分枝杆菌大量繁殖，通过支气管排出体外，这时的传染性极高。

但肺结核患者治愈后就不再成为传染源了。

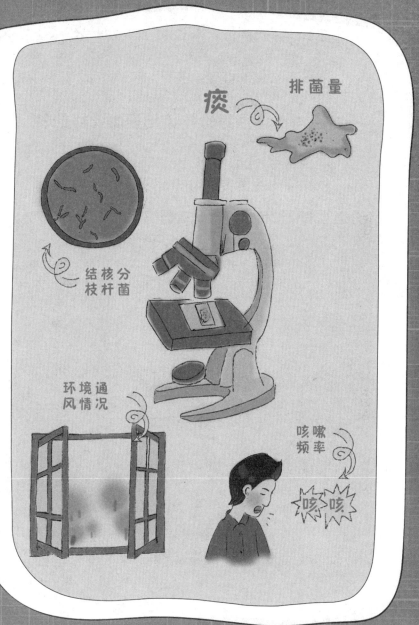

十四、结核病是怎样传染给健康人群的?

结核病的主要传播途径是呼吸道传播,少部分通过消化道传播、皮肤或黏膜传播。

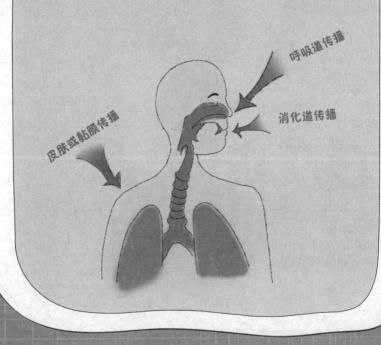

呼吸道传播

消化道传播

皮肤或黏膜传播

首先来看看呼吸道传播。结核分枝杆菌存在于肺结核患者肺部或者支气管的病灶内。在肺结核患者大声说话、打喷嚏、唱歌时，会释放出很多的飞沫，而直径在 5 ~ 10 μm 的飞沫悬浮在空气中，容易被健康人群吸入，并引起感染。另外，带有结核分枝杆菌的痰液干燥后，与尘埃混合在一起，被健康人群吸入后也容易引起感染。

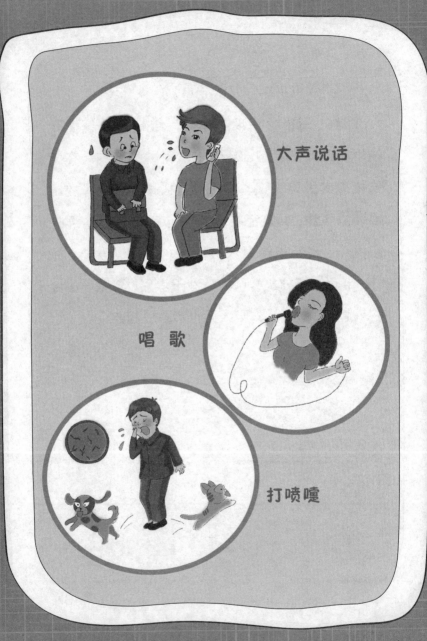

其次是消化道传播。消化道内含有大量的胃酸，一般情况下，结核分枝杆菌进入消化道后很容易被胃酸杀死，除非咽下大量结核分枝杆菌，否则不容易被感染。消化道结核多数是由于饮用了未经消毒的牛奶或乳制品等而感染牛分枝杆菌。

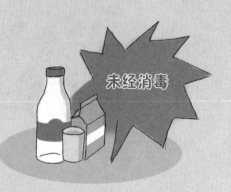

未经消毒

通过皮肤或者黏膜直接感染的比较少见。由于结核分枝杆菌不能穿透皮肤，因此，这种感染一般是由于破损的伤口直接接触结核分枝杆菌。

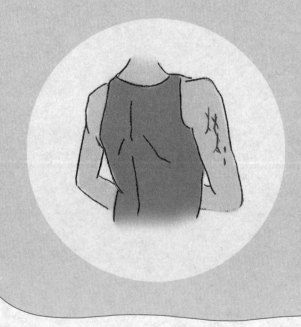

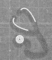

十五、接触结核病患者一定会得结核病吗？

在接触结核病患者后，部分人可能感染结核分枝杆菌，但并没有任何症状，甚至终身都不会发病，少部分感染者可能会发展为结核病患者。是否发展为结核病患者主要取决于以下几个因素：

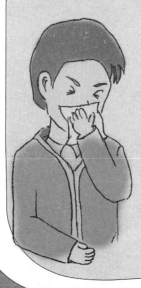

一是接触的结核病患者痰中是否带有结核分枝杆菌及痰中结核分枝杆菌菌量的多少。

二是与结核病患者接触的距离及密切程度。如果接触的距离很近或者相处的时间很长，患者正好在此期间剧烈地

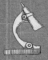

结核病的那些事

咳嗽、打喷嚏，健康人感染后发病的概率就会增大。因此，养成良好的卫生习惯，不要对着别人咳嗽、打喷嚏；确需咳嗽、打喷嚏时应该掩住口鼻，扭转身去。

三是自身的抵抗力是非常重要的因素。如果自身抵抗力很强，吸入的结核分枝杆菌可能被机体的免疫系统所抑制并杀灭。反之，一些抵抗力低下的人群，吸入结核分枝杆菌后则有可能发展为结核病患者。

062

十六、哪些是结核病的易感人群？

一些特殊的人群容易感染结核分枝杆菌，并且发展为结核病患者，这类特殊人群称为易感人群。

第一类是结核病患者的密切接触者，尤其是与结核病患者长期生活、学习在一起的家属、同学、同事等。从事结核病患者诊疗和护理的医务人员也是易感人群。

第二类是自身免疫力低下的人群。比如HIV感染者和艾滋病患者发生结核病的概率远高于普通人群；长期接受免疫抑制剂治疗的病人，如器官移植的病人，也容易患结核病。

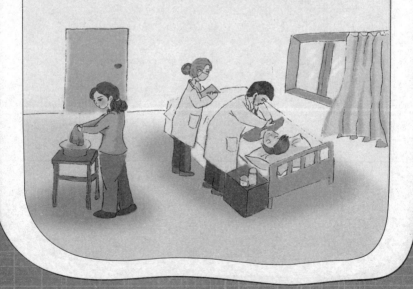

第三类是老年人群。我国老年人群的结核病感染率和患病率均较高。老年人自身的基础疾病较多，以及有的老年人有长期抽烟、饮酒等不良生活习惯等因素，使得这一人群也是结核病易感人群。

　　第四类是其他易感人群。营养不良者、肺尘埃沉着病患者、糖尿病患者等都是结核病易感人群。

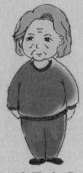

糖尿病患者

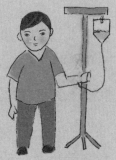

长期接受免疫抑制剂治疗的病人

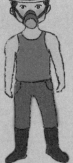

硅沉着病

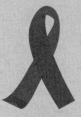

艾滋病患者

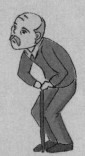

老年人

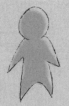

免疫力低下者

其他易感人群

第二部分

结核病的临床表现

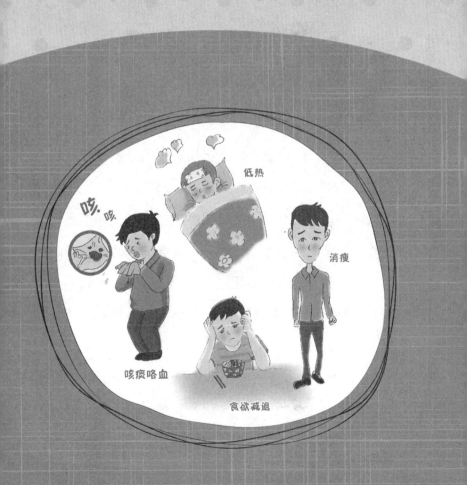

一、出现哪种情况应警惕患了肺结核？

肺结核起病缓慢，病程较长，常常有持续的咳嗽、咳痰 3 周以上，咯血，发热，乏力，盗汗，食欲减退，体重下降等症状。女性患者则有月经失调、闭经等症状。但临床症状与肺部的病变情况不一定成正比，有的患者临床上没有任何症状或症状轻微，仅在胸部 X 线检查时才发现肺部病变。近年来的许多调查显示，无症状肺结核患者的比例呈上升趋势。有的患者会出现畏寒、高热、剧烈咳嗽、咳大量脓痰，甚至呼吸困难等症状，多见于因肺部病灶急性播散所致的急性粟粒性肺结核或干酪性肺炎。

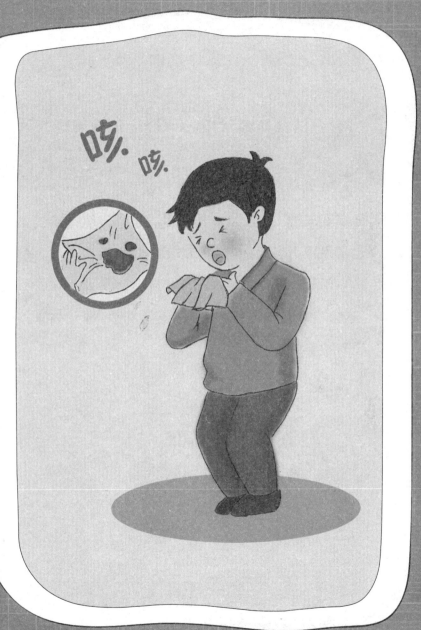

二、肺结核初期常见的可疑症状有哪些？

肺结核初期的表现较为隐匿，在这个时期，因病变较轻，往往没有明显的症状，即便有症状也常表现为轻微的咳嗽、咳痰，对生活和学习影响不明显，常被患者自己甚至部分医务人员当成"感冒"来治疗。由于症状缺乏特异性，常常被忽视而耽误病情。

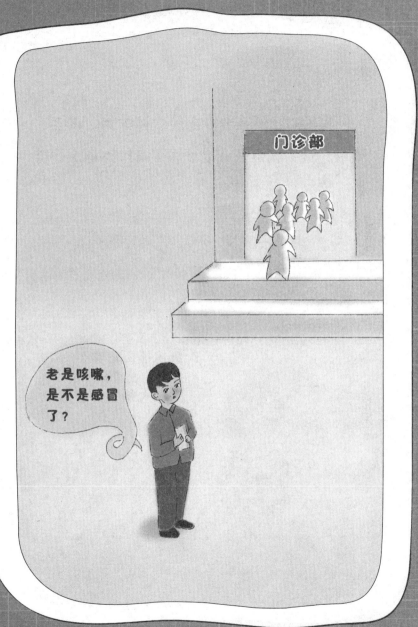

门诊部

老是咳嗽，是不是感冒了？

慢性肺结核患者多出现疲倦乏力、低热、消瘦、食欲减退等症状，往往误以为是工作劳累所致。

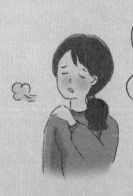

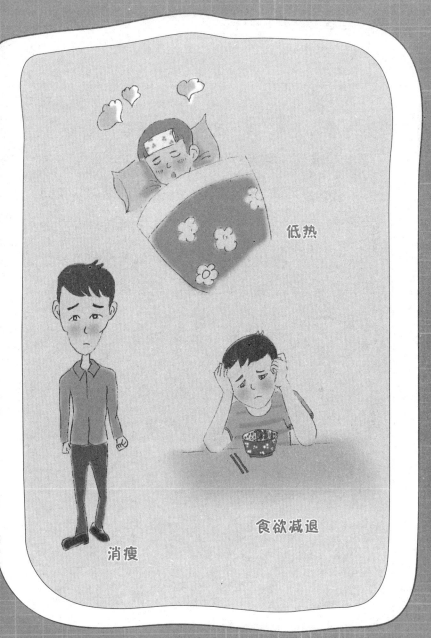

低热

消瘦

食欲减退

午后潮热、夜间盗汗也是肺结核常见的较为隐匿的症状。午后潮热是指患者在下午或晚上低热，后半夜退热，有点像潮水一样有涨有落。夜间盗汗的患者，多数在入睡已深或在清晨 5 点左右时出汗，汗量较少，仅在醒后觉得全身或身体某些部位稍有汗湿，醒后则无出汗，常伴有疲劳感。以上症状若反复出现应引起注意。

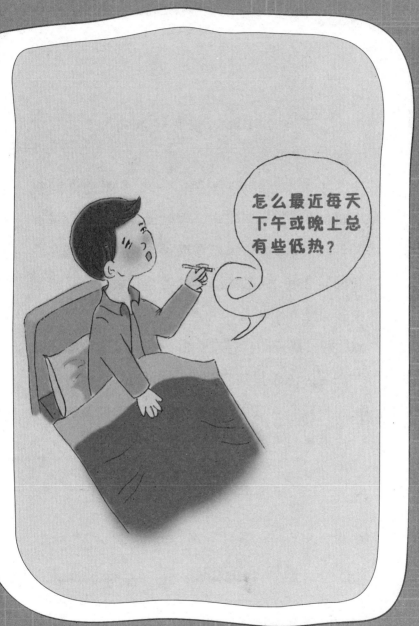

三、小儿肺结核有什么表现？

小儿肺结核起病轻重不一，多数患儿起病缓慢，刚开始只有咳嗽、轻微的发热、食欲减退等症状，常被误认为感冒而被忽视；有些患儿没有明显症状，偶然拍摄胸片时才被发现。病情重者多见于年龄较大的儿童，可有肺结核的全身症状，如长期低热、轻咳、食欲缺乏、消瘦等；有些表现为急性发病，多见于婴幼儿，症状为突然发热持续2～3周，大多为高热，常被误认为流行性感冒、肺炎、伤寒等发热性疾病。

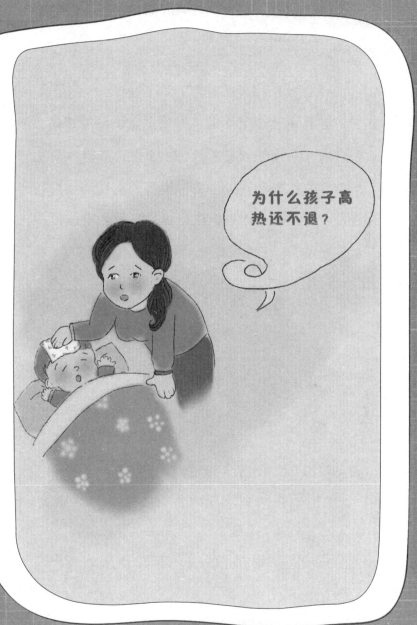

为什么孩子高热还不退？

婴儿可表现为体重不增加或生长发育障碍，有的患儿可出现过敏性反应，如眼结膜红肿、皮肤结节性红斑及一过性关节炎等。发展为结核性脑膜炎的小孩常伴随有中枢神经系统的症状或行为异常表现，如性格改变，原来是温顺的孩子，病后常常急躁吵闹。

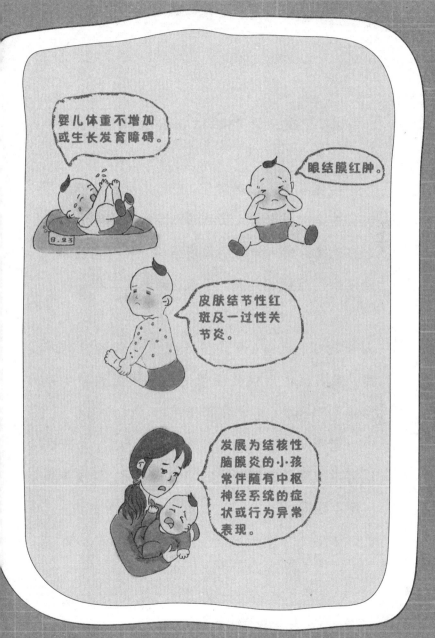

四、老年人肺结核有什么表现？

随着我国人口老龄化，老年人肺结核的问题也日益突出。老年人肺结核发病的原因绝大多数是在儿童及青少年时期曾有结核分枝杆菌感染，结核病病灶稳定并潜伏下来，当进入老年后机体出现退行性改变，免疫功能下降，加之有的老年人长期烟酒无度，导致身体极度虚弱和营养不良，或因其他疾病长期使用糖皮质激素或免疫抑制剂等药物，可诱发肺结核。

老年肺结核患者的表现非常不典型，可以表现为类似慢性支气管炎的咳嗽、咳痰，而发热和盗汗不明显。

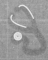

　　有的老年肺结核患者，长期的慢性支气管炎的症状掩盖了肺结核。老年人肺结核易合并糖尿病，一旦并发急性肺结核，可出现高热、呼吸急促和酮症酸中毒征象。免疫功能极度低下的高龄肺结核患者可发生急性浸润性肺结核，结核中毒症状不明显，但患者呈极度衰竭状态，即所谓的无反应性肺结核。

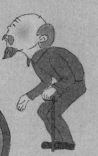

免疫功能下降

机体退行性改变

长期烟酒无度

长期使用糖皮质激素或免疫抑制剂等药物

身体极度虚弱和营养不良

五、结核性胸膜炎有什么表现？

结核性胸膜炎患者发病时由于两层胸膜之间炎性渗出物的沉积，会出现一侧胸闷、胸痛、气短，胸痛往往呈尖锐的针刺样疼痛，在咳嗽或深呼吸时加剧。随着病情进展，出现胸腔积液，胸痛可缓解，但体温升高，多在 38 ~ 40 ℃。由于积液的大量增加，可能出现心脏被压迫的症状，胸闷和呼吸困难加重。

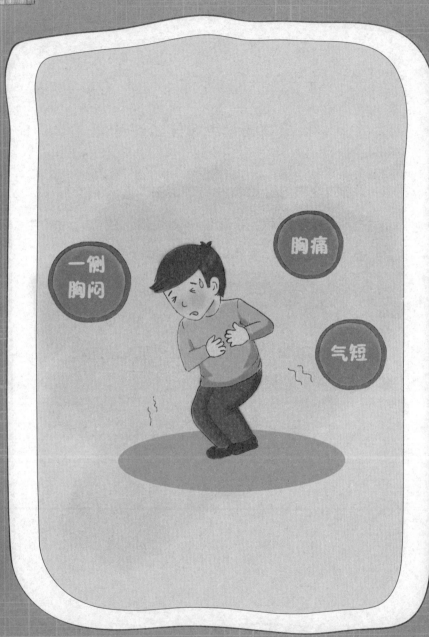

第三部分

肺结核的诊断

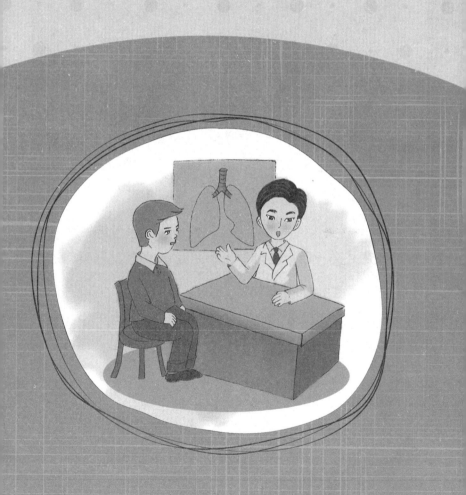

一、什么是活动性肺结核？

肺结核是否有活动性对治疗和管理十分关键。只有活动性肺结核患者才需要接受规范的抗结核治疗和隔离。通常我们需要进行结核分枝杆菌的痰菌检查，如果通过痰涂片、痰培养、分子生物学等检查方法在痰中找到结核分枝杆菌，则可以判断其是一个活动性肺结核患者。但要注意的是，即使没有找到结核分枝杆菌也不能完全排除活动性肺结核的可能，还需要结合患者是否有肺结核的中毒症状，以及影像学检查、结核菌素检查、抗体及血沉检查，动态观察病灶变化来综合判断是否为活动性肺结核。

二、什么是初治肺结核和复治肺结核？

初治肺结核患者包括两种情况：

一是原来从来没有患过肺结核，从来没有服过任何抗结核药物，第一次被诊断为肺结核的患者。

另一种患者是在初次被诊断为肺结核后，由于患者缺乏此病的医疗知识，或因为经济困难、交通不便等多种因素，中断了抗结核治疗或不规则服用抗结核药物，但服药的过程不超过1个月。

复治肺结核患者包括以下 3 种情况：

第一种是原来经过正规抗结核治疗，医生已经判为痊愈，但患者又出现痰菌阳性的复发患者。

第二种是初治肺结核患者按医生的医嘱按时服药，疗程结束后症状还没有消失，痰里仍然发现结核分枝杆菌的治疗失败的患者。

第三种是诊断为肺结核的患者没有按照医嘱规则服药，治治停停，这种中断了抗结核治疗或不规则服药的过程超过 1 个月后又重新开始治疗的患者。复治患者是耐多药肺结核的高危人群，其中有部分患者经过药物敏感试验的鉴定后确诊为耐多药肺结核患者。

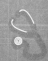
三、什么是耐药肺结核？

在体外对肺结核患者的痰液进行结核分枝杆菌的培养和药物敏感试验，如果试验证明结核分枝杆菌不能被一种或多种抗结核药物杀死，并继续生长，则说明这个患者所感染的菌株是耐药的。

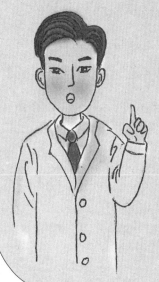

四、什么是耐多药肺结核和广泛耐药肺结核？

在抗结核治疗的药物中，异烟肼、利福平是2种最重要的杀菌药。耐多药肺结核（MDR-TB）是指患者感染的结核分枝杆菌至少对异烟肼、利福平这2种一线抗结核药物耐药。耐多药肺结核比普通肺结核难治疗，其治疗的时间是普通肺结核的3～4倍，长达1.5～2年，治疗的费用是普通肺结核的100倍。目前，国际上耐多药肺结核的治愈率仅为50%。

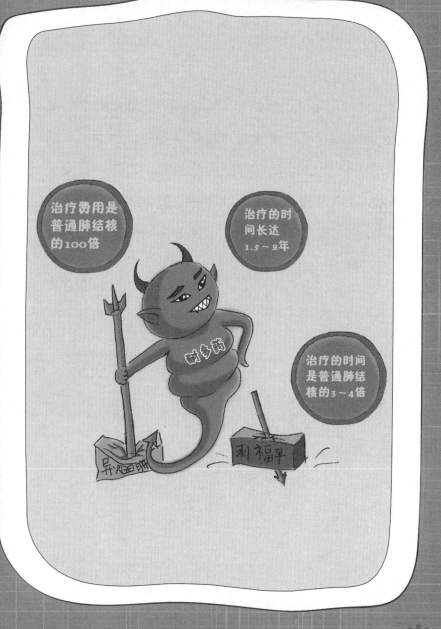

广泛耐药肺结核（XDR-TB）是指患者感染的结核分枝杆菌除对一线的异烟肼、利福平耐药外，还对任何氟喹诺酮类抗生素（如氧氟沙星、左氧氟沙星）耐药，以及对注射类抗结核药（如卷曲霉素、卡那霉素、丁胺卡那霉素）中的至少1种耐药。

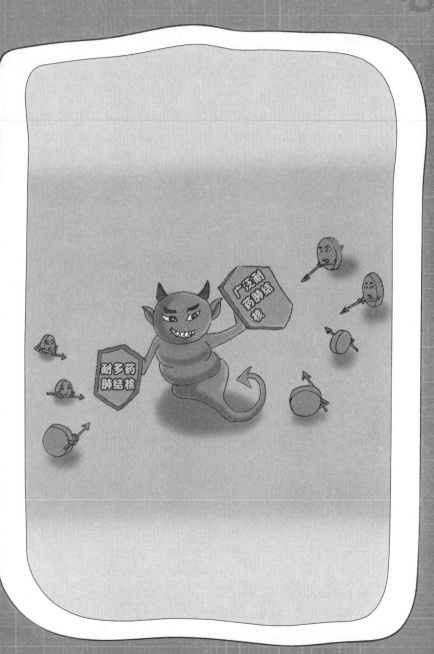

广泛耐药肺结核患者治疗的时间较耐多药肺结核患者更长，所用药物更加昂贵，有时甚至会无药可用，治疗过程中产生的不良反应也更多。

　　造成耐药肺结核的原因一种是吸入了来自耐药患者咳嗽、打喷嚏或近距离接触传播的飞沫，另一种是患者在治疗过程中不规则治疗或滥用抗结核药物。

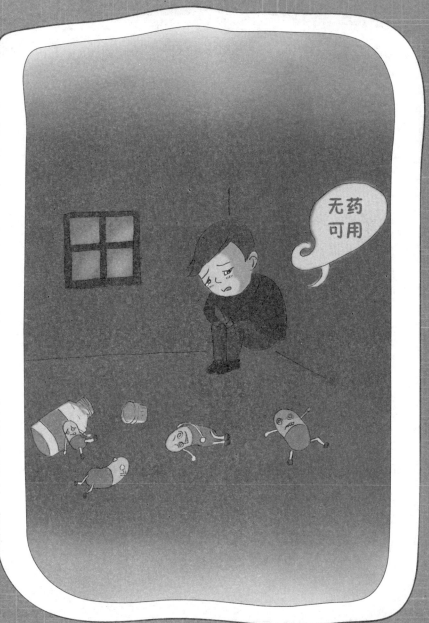

五、什么是肺结核的影像学诊断？

肺结核的影像学检查较常用的有胸片和CT检查。胸片在肺结核的诊断中非常重要。医生可以根据胸片掌握患者病变的范围、大小、性质，对病情做出判断，在治疗过程中还可以根据胸片来判断治疗前后病灶的变化。

但是如果肺部病灶小于 5 mm、肺门淋巴结小于 2 cm、胸腔积液少于 250 mL，则病变在胸片上不易被发现，还有一些病变比较隐蔽或被心影遮挡，为了避免漏诊和误诊，这时就需要做CT 检查。CT 检查可以显示胸片上见不到的或轮廓不清的各类病灶，并能清楚显示病灶和周围组织、大血管的关系，提高肺结核诊断的准确性。

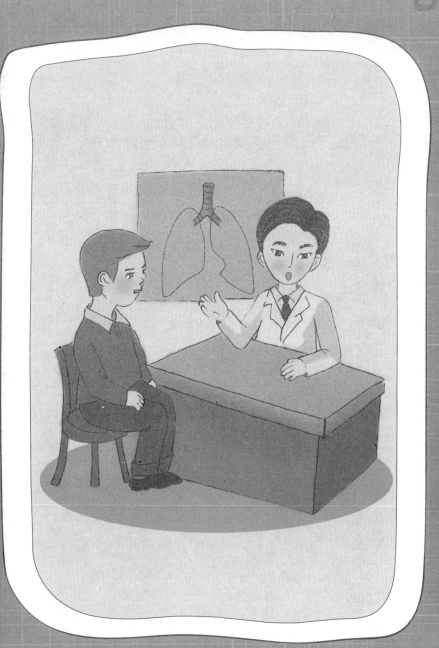

六、肺结核在胸片上有些什么表现？

肺结核在胸片上的表现变化多端。早期，可表现为渗出性病变，胸片上可见斑片状、浓淡不均、不规则的阴影，此时给予1个月以上有效的抗结核治疗，往往病灶能被有效地吸收。

早期如未能得到有效的治疗，随着病程的延长，胸片上可出现增殖性和纤维病变，表现为密度较高的边缘清晰的小结节阴影或条索状的阴影。

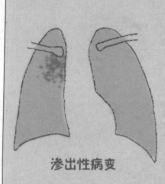

渗出性病变

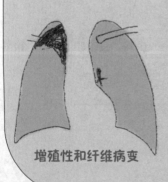

增殖性和纤维病变

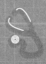

如果出现干酪样肺炎，胸片上表现为成片的、边界不清楚的、不均匀的阴影，像棉絮一样。干酪性肺炎坏死的病灶在一定条件下会液化并顺着支气管引流，排出体外，原来坏死的病灶可表现出溶解性空洞。干酪样坏死的病灶如果沿着支气管进入其他肺叶，这些坏死的病灶就会像播种一样在健康肺叶上形成新的病灶，沿支气管分布且不均匀，形似树枝发芽。

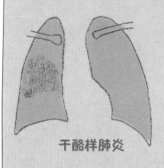

干酪样肺炎

干酪样坏死的病灶如果周围被增生的纤维组织包裹，形成单个孤立的、边界清晰的、密度不均的圆形或椭圆形病灶，影像学上称为结核球。

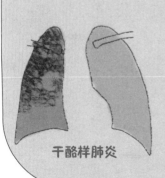

干酪样肺炎

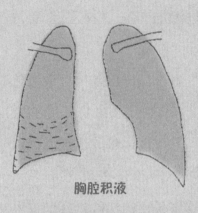

胸腔积液

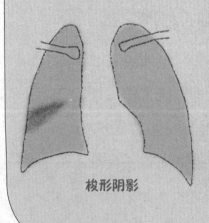

梭形阴影

如果有胸腔积液，在胸片上可表现为外高内低的弧形弥漫性阴影；如果积液在叶间裂内，则呈现出梭形阴影。

成年人肺结核在影像上可表现为密度较高，甚至像骨骼一样的斑点、结节、条索状影，称为钙化。钙化是肺结核痊愈的形式之一。

七、肺结核的实验室检查有哪些？

一般来说，肺结核的实验室检查包括痰液检查、抗结核抗体检查、血沉检查、痰病理学检查、结核菌素试验、结核分枝杆菌感染T细胞斑点试验等。其中痰液检查是最重要、最常用的检查。

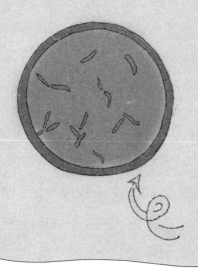

结核分
枝杆菌

八、痰液检查在肺结核诊断中的重要性如何？

痰液检查对于肺结核的确诊非常重要，它包括痰涂片、痰培养。痰涂片是发现传染源最快捷、最简便、最经济的方法，不但可以在显微镜下查找导致结核病的元凶——结核分枝杆菌，而且还可以用来考查抗结核治疗后的疗效。在治疗的过程中，医生会要求患者定期做痰液检查，如果通过治疗在痰液中找不到结核分枝杆菌，说明治疗是有效果的。

遗憾的是约 70% 的患者通过痰涂片找不到结核分枝杆菌，此时可以通过做痰培养来提高结核分枝杆菌检出的概率。痰涂片最低检出结核分枝杆菌的限度是 $5 \times 10^3 \sim 5 \times 10^4$ 个活菌 /mL，痰培养最低检出限度是 10 ~ 100 个活菌 /mL。

痰培养不但可以判断结核分枝杆菌的生长繁殖能力，还可以进一步做药物敏感试验，指导临床选择有效的抗结核药物。但痰培养耗时长，需要1个月左右才能出具检查结果，这是由结核分枝杆菌自身的生长速度决定的。大多数细菌都是几分钟或几十分钟便可增殖一代，而结核分枝杆菌最快的分裂增殖速度为18小时一代。

结核病的那些事

普通细菌

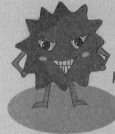

"造娃"进度

用时几分钟或几十分钟

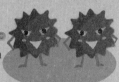

结核分枝杆菌

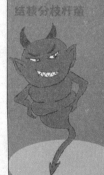

"造娃"进度

用时 18 小时

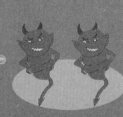

九、如何正确留取痰标本？

　　留取合格的痰标本对检出结核分枝杆菌十分重要，因此临床医生应教会患者采用正确的方法留取合格的痰标本。正确的留痰方法是：在留取痰液之前应先用清水漱口，以清除口腔内的食物残渣及部分杂菌。随后用力咳出肺深处的痰液，然后盛于痰盒内，扭紧痰盒盒盖后尽快送检。在首次就诊时医生会要求患者留取 3 个痰标本：即时痰，就诊当时咳出的痰；夜间痰，前一天晚间咳出的痰；清晨痰，起床后深咳吐出的痰。其中以清晨痰的检出效果最好。

即时痰　　　　夜间痰　　　　清晨痰

正确留取痰标本

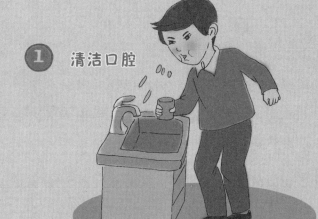

① 清洁口腔

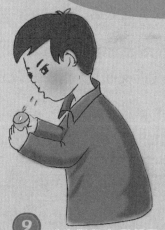

② 咳出深部痰(最好留取脓液痰或血痰)

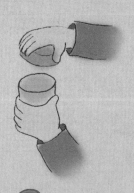

③ 拧紧盖子

十、分子生物学在肺结核的诊断中有什么作用?

分子生物学检测技术近年来在肺结核诊断中的作用日益突出,它的优点是快速、简便、准确性高。它可以直接检测各种标本,如痰液、血液、胸腔积液、腹水、各种活检标本,而且其阳性检出率高于痰涂片与痰培养,1~2天便可出具检查结果。但不足之处是假阳性率高,有可能会将一些没有患肺结核的人误判为肺结核患者。

各种标本

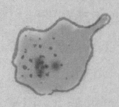

痰

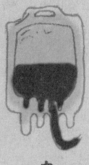

血

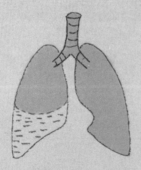

胸腔积液

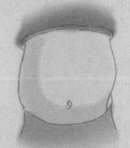

腹水

十一、什么是结核菌素试验？

结核菌素试验（PPD 试验）是诊断肺结核的重要辅助手段之一。通常采用 0.1 mL（5 IU）的结核菌素进行皮内注射，48～72 小时后查看结果，硬结直径在 5 mm 以上的为阳性反应；硬结直径 ≥ 15 mm 或局部出现双圈、水疱、坏死及淋巴管炎者为强阳性。如果注射后无反应，可在一周后再次注射 0.1 mL 结核菌素，如仍为阴性，一般可以排除结核分枝杆菌感染。

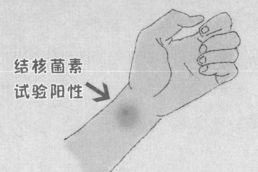

结核菌素
试验阳性➘

十二、结核菌素试验阳性一定是结核病吗？

结核菌素试验强阳性是活动性结核病的诊断依据之一。结核菌素试验强阳性在婴幼儿中的诊断价值较成人大，因为年龄越小，自然感染率越低。3岁以下儿童有强阳性反应的应视为有新近感染的活动性结核病，有必要进行治疗。如果2年内硬结从小于10 mm增加至10 mm以上，且增加幅度在6 mm以上时，可认为有新感染。

结核菌素试验阳性仅表示近期有结核分枝杆菌感染，但不一定患病。我国卡介苗广泛接种，单纯的结核菌素试验阳性无法区分是卡介苗接种引起的还是由自然感染引起的，所以单纯的结核菌素试验阳性意义不大。

十三、结核菌素试验阴性一定不是结核病吗？

一般情况下结核菌素试验阴性基本可以排除结核分枝杆菌感染，但在一些特殊的情况下结核菌素试验阴性却不能简单地排除结核病：

一是结核分枝杆菌感染后需 4 ～ 8 周才建立起充分的变态反应，在变态反应产生之前，结核菌素试验可呈阴性，即处于所谓的"窗口期"。

二是因某种疾病或器官抑制等原因应用激素等免疫抑制药物，或营养不良、麻疹、百日咳等患者，结核菌素试验可表现为局部皮肤无硬结反应。

三是严重的结核病及各种危重患者可出现免疫应答的抑制，对结核菌素无反应，或仅出现弱阳性，随着病情的好转，可由阴性转为阳性反应。

四是一些免疫缺陷疾病的患者或老年体衰的患者，其结核菌素试验常为阴性。比较常见的是结核病合并艾滋病的患者，还有白血病、淋巴瘤、结节病等淋巴细胞免疫缺陷的患者。

十四、纤维支气管镜检查对肺结核诊断有何意义？

在肺结核的诊断中，很多患者通过痰涂片、痰培养等检查找不到结核分枝杆菌，但临床上又有肺结核的症状，此时纤维支气管镜检查对这部分患者的诊断就非常重要了。纤维支气管镜是将一根可以自由弯曲的"细管"从患者鼻腔或口腔中逐渐放入支气管及肺内，可以直视支气管及肺内的病变，并能用纤维支气管自带的"小刷子"和"小钳子"刷检、切取病变的组织及深部的痰液，送到实验室进行病原和病理学检查，一旦找到结核分枝杆菌或病理学符合结核病的改变，诊断为肺结核就正确无误了。纤维支气管镜对于发现支气管内膜结核的病变，吸取分泌物，解除阻塞，找到病变组织，进行病原菌的检查，以及进行肺部疾病的鉴别诊断都有非常重要的意义。

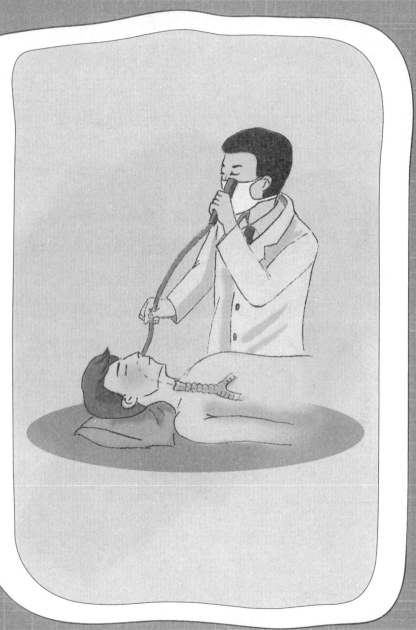

十五、抗结核抗体检查对结核病诊断有何意义？

抗结核抗体可以作为结核病诊断的辅助检查手段。患者感染结核分枝杆菌后，体内可产生特异性抗体（抗结核抗体），但抗结核抗体检查阳性不一定就是活动性结核病，因为在接种过卡介苗者、结核分枝杆菌感染者、既往结核病患者的血液中抗结核抗体检查都可能呈阳性反应。所以，单纯的抗结核抗体检查阳性不能作为确诊结核病的依据。

第 四 部分

肺结核的治疗

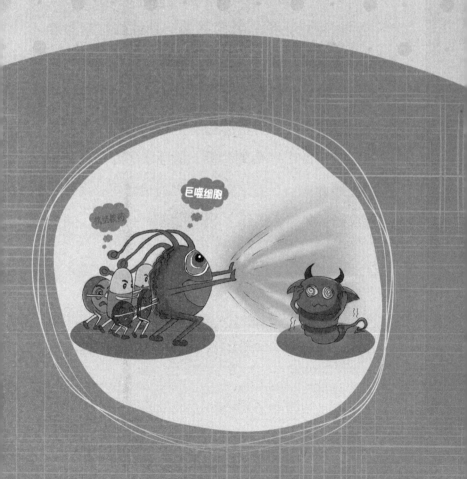

一、结核病化疗的原则是什么？

结核病化疗的原则是指活动性结核病患者要坚持早期、联合、适量、规律和全程使用敏感药物。医生会根据患者既往是否进行过抗结核治疗、治疗时间的长短及药物敏感试验的结果对患者的病情做出综合的判断，制订化疗方案。采用以上原则进行治疗，有助于提高治愈率，降低复发率和失败率。

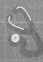
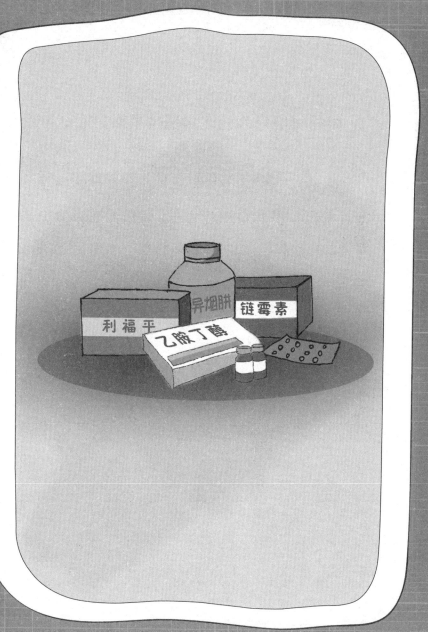

二、抗结核治疗为什么要坚持早期的原则？

抗结核治疗要坚持早期的原则：结核病早期以渗出和浸润性病变为主，病灶内血液供应丰富，有利于药物的渗透和分布；同时巨噬细胞活跃，可以与抗结核药物一起协同作战，大量吞噬结核分枝杆菌，有利于杀灭结核分枝杆菌。所以，应尽可能早期发现和治疗结核病患者，以利于病灶的吸收、空洞的缩小或闭合、痰菌阴转。

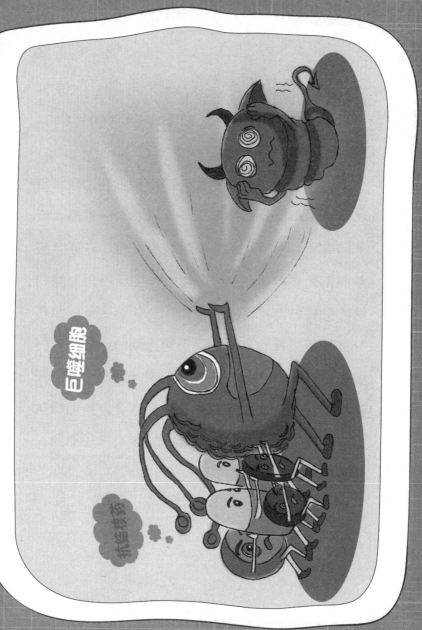

三、抗结核治疗为什么要坚持联合的原则？

抗结核治疗要坚持联合的原则：在治疗肺结核的方案中要联合应用 3 ~ 4 种有效、敏感、低毒的药物，这样可以减少耐药的发生。在联合应用的不同药物中，各种药物也作用于不同时期的结核分枝杆菌：有的药物作用于快速生长的结核分枝杆菌；有的药物作用于静止期的结核分枝杆菌；还有一些结核分枝杆菌则处于休眠状态，任何抗结核药物都没有作用，要靠患者自身的抵抗力与之抗衡。因此，必须坚持联合治疗的原则，使各种药物之间发挥协同作用。

四、抗结核治疗为什么要坚持适量的原则？

抗结核治疗要坚持适量的原则：一般医生会根据患者的年龄、体重及身体的机能状态给患者开具适量的抗结核药物。如果所用的药物剂量不足，则达不到有效的杀菌浓度，结核分枝杆菌长期在低剂量的环境下容易诱发继发性耐药；如果所用的药物剂量过大，则患者不能承受，容易出现不良反应，导致治疗中断，甚至会造成严重的毒副反应。

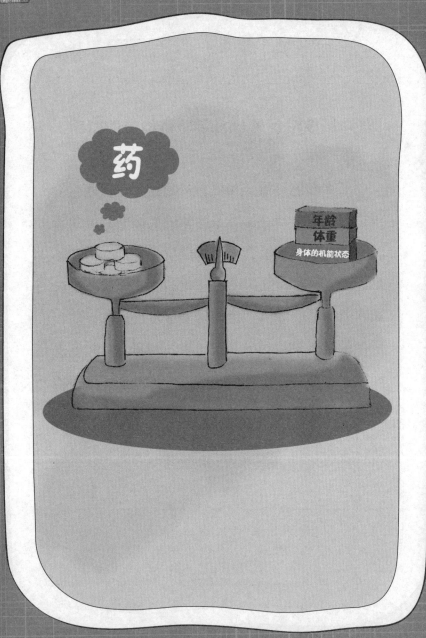

五、抗结核治疗为什么要坚持规律的原则?

　　抗结核治疗要坚持规律的原则：即严格按照医生制订的化疗方案用药，不能漏服，也不能间断，应使血液中的药物浓度保持相对稳定。不规则服药会让血液中的药物浓度时高时低，在低浓度下达不到杀菌和抑菌的作用，反而会诱发结核分枝杆菌产生耐药性。

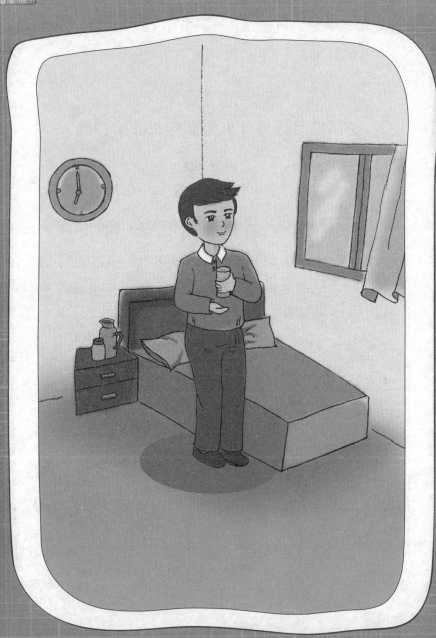

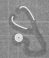

六、抗结核治疗为什么要坚持全程的原则？

抗结核治疗要坚持全程的原则：初治肺结核患者一般治疗 6 个月，复治肺结核患者一般治疗 8 ~ 9 个月。在治疗后的 1 ~ 2 个月，患者的症状会消失，许多患者这时往往会有一种已治好的错觉，殊不知这时药物杀灭的只是那些生长活跃的敏感菌，而代谢缓慢的及躲藏在细胞内的结核分杆菌仍然存活。只有坚持全程用药，才能最终杀灭顽固的结核分枝杆菌，达到减少复发的目的。

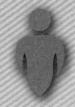

6个月

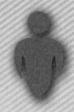

初治肺结核患者　　　　　　　　　　治　愈

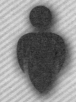

8～9个月

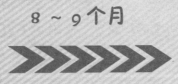

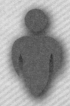

复治肺结核患者　　　　　　　　　　治　愈

七、所有的肺结核都需要治疗吗?

　　肺结核分为活动性和非活动性,只有活动性肺结核患者才需要进行治疗。活动性肺结核患者指的是临床上有结核病的中毒症状,痰液中发现结核分枝杆菌,胸片或CT提示病灶呈活动性或处于进展期。但部分患者痰液中是找不到结核分枝杆菌的,这种患者就需要根据影像学及一些辅助检查来综合判断患者是否为活动性肺结核。

临床上有结核病的中毒症状

痰液中发现结核分枝杆菌

胸片或CT提示病灶呈活动性或处于进展期

活动性肺结核患者

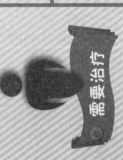

需要治疗

临床上往往会遇到患者自身抵抗力较强，而侵入的结核分枝杆菌毒力较弱的情况，此时患者表现为无结核病中毒症状，痰菌持续呈阴性，胸片或 CT 提示病灶已经呈硬结或钙化。此类患者若临床观察一段时间痰菌持续呈阴性，则可以判断为非活动性肺结核患者，不需要进行治疗。

无结核病中毒症状

痰菌持续呈阴性

胸片或CT提示病灶
已经呈硬结或钙化

不需要治疗

非活动性肺结核患者

八、肺结核治疗的方案是什么？

初治肺结核采取的是 6 个月的短程化疗方案，分为 2 个月的强化期和 4 个月的继续期。在强化期需要异烟肼、利福平、乙胺丁醇、吡嗪酰胺 4 种药物联合使用；继续期减少为异烟肼与利福平。

复治肺结核采用的是 8 ～ 9 个月的短程化疗方案,分为 2 个月的强化期和 6 个月的继续期。在强化期除需要采用异烟肼、利福平、乙胺丁醇、吡嗪酰胺 4 种口服药物外,还要注射链霉素;继续期减少为异烟肼、利福平、吡嗪酰胺。在没有条件注射链霉素的情况下,可采用异烟肼、利福平、乙胺丁醇、吡嗪酰胺强化治疗 3 个月,继续期不变。

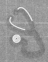

　　肺结核病情严重或存在影响肺结核预后并发症的患者可以适当延长疗程。特殊患者（儿童、老年人、妊娠妇女、免疫功能抑制者及发生药物不良反应者等）可以在上述方案基础上调整药物剂量或药物种类。

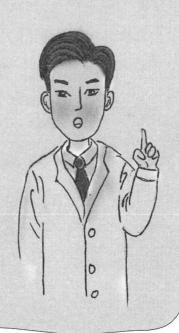

九、耐药结核病如何治疗？

耐药结核病的治疗方案分为标准治疗方案和个体化治疗方案 2 种。无论是标准治疗还是个体化治疗，治疗方案的制订都要遵循如下原则：

1. 需要考虑患者的既往抗结核治疗史，尤其是氨基糖苷类和氟喹诺酮类药物的治疗史。

2. 需要考虑本地区常用的抗结核药物和方案，以及药物敏感试验结果中一线和二线抗结核药物的耐药情况。

3.治疗方案分为长程治疗方案和短程治疗方案。长程治疗方案是指至少由 4 种有效抗结核药物组成的 18 ～ 20 个月治疗方案，可为标准治疗方案或个体化治疗方案。短程治疗方案是指 9 ～ 11 个月标准治疗方案。

4.由于耐药结核病的治疗比较复杂，需经市级结核病定点医疗机构临床专家组共同讨论，确定患者的治疗方案。

5.药物的剂量应根据患者体重而定,尤其对于儿童患者,应实时监测体重变化,随时调整剂量。

6.根据可重复性和可靠性高的药物的药物敏感试验结果指导治疗。异烟肼、利福平、氟喹诺酮以及二线注射剂的药物敏感试验结果相对可靠,但乙胺丁醇、链霉素和其他二线药物的药物敏感试验可重复性和可靠性不高,要结合患者的既往用药史、治疗效果等情况综合考虑,制订治疗方案。

7. 要及时、合理地处理药品不良反应，减少治疗中断的危险性，并预防由严重不良反应造成的病死率增加。

8. 患者全疗程均接受直接面视下督导治疗。

十、什么是全程督导化疗？

全程督导化疗是指肺结核患者在治疗过程中，每次用药都必须在医务人员的直接监督下进行，因故未用药时必须及时采取补救措施以保证按医嘱规则用药。全程督导化疗可以提高治疗依从性，保证规律用药，因而能够显著提高治愈率，降低复发率并减少死亡率。

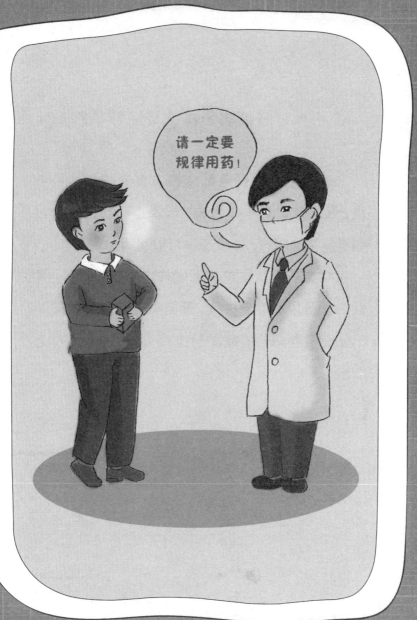

十一、肺结核怎样才算治好了？

病原学阳性普通肺结核患者完成规定的疗程，在治疗最后一个月末，以及上一次的涂片或培养结果为阴性，这种患者可以视为治愈。

耐多药肺结核患者完成规定的有效疗程，并且无证据显示治疗失败，而且强化期后最少连续3次痰培养阴性，每次至少间隔30天，可视为治愈。

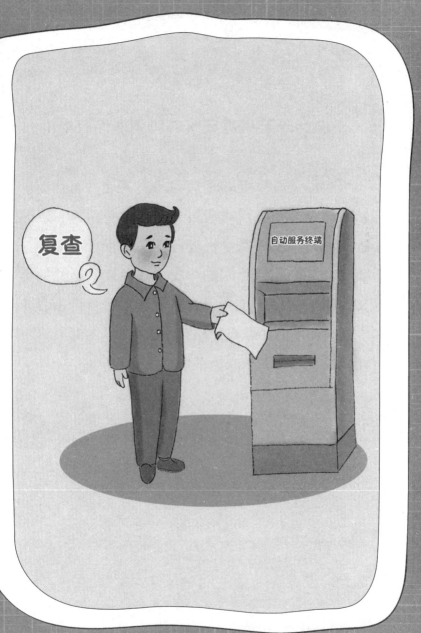

十二、哪些患者可以获得免费治疗?

　　根据我国的相关政策,肺结核患者的可疑症状者和疑似结核病患者可以免费拍摄胸片和进行痰涂片检查;确诊患者可免费进行 3 次随访痰涂片检查和治疗末的 1 次胸片检查。确诊的初治活动性肺结核患者和复治涂阳肺结核患者可获得标准的免费抗结核药物治疗,其中对复治涂阳患者只提供 1 次标准短程化疗方案治疗。

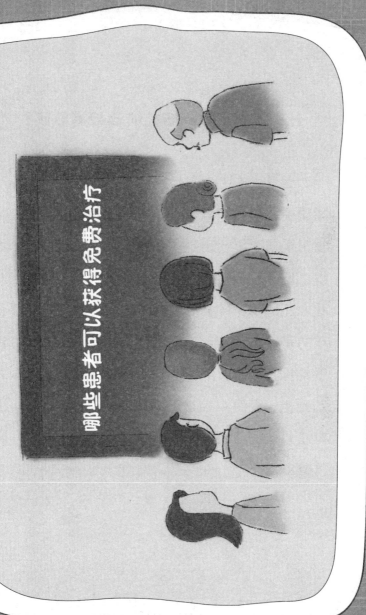

哪些患者可以获得免费治疗

十三、中药对肺结核的治疗有效吗?

目前，抗结核治疗的核心药物都属于西药。如果中药对结核分枝杆菌有效的话，在抗结核药物出现前就不会出现"十痨九死"的现象了，所以，不要盲目相信一些宣传，放弃化疗，在治疗过程中还是要坚持服用正规抗结核药物。但不可否认的是，中药在结核病的治疗中有一定的辅助调理的作用，所以，可以在服用正规抗结核药物的基础上，服用中药进行辅助治疗。切记不可放弃正规的抗结核治疗单用中药而错失治疗的最佳时期。

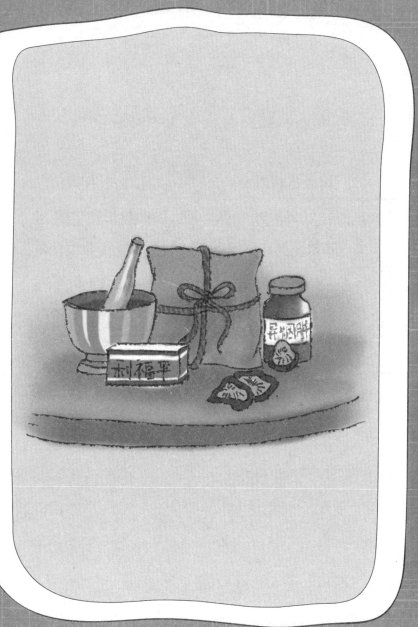

十四、结核性胸膜炎如何治疗？

结核性胸膜炎的治疗一般是 12 个月的化疗方案：前 2 个月为强化期，需要异烟肼、利福平、乙胺丁醇、吡嗪酰胺 4 种药物联合使用；之后为继续期，继续期使用异烟肼、利福平继续治疗。伴有胸腔积液的结核性胸膜炎患者还需要及时抽胸腔积液，以免造成胸膜的粘连；并适当地使用糖皮质激素，促进胸腔积液的吸收，以缓解症状。

十五、抗结核药物常见的不良反应有哪些？

由于治疗结核病的疗程较长，在联合治疗过程中所用的药品种类较多，每个患者的体质也不尽相同，因此，了解常见药物的不良反应非常重要，有助于患者及早发现不良反应，及时处理，避免因药物不良反应而中断治疗。

抗结核药物服用过程中可能发生的不良反应：

一是消化道反应，可表现为厌食、恶心、呕吐、腹痛、腹泻。

① 消化道反应

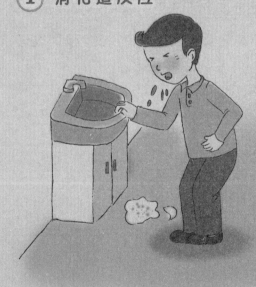

二是肝功能损害，可表现为转氨酶升高，黄疸，甚至引起急性坏死性肝炎。

② 肝功能损害

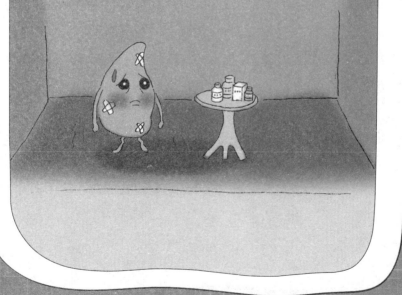

三是神经精神系统的异常，可表现为周围神经炎和中枢神经系统毒性反应，如抑郁或兴奋，失眠或嗜睡，行为异常等。

③ 神经精神系统的异常

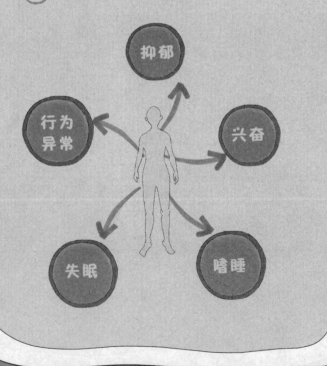

四是肾功能损害，可表现为蛋白尿，肌酐和尿素氮升高。

④ 肾功能损害

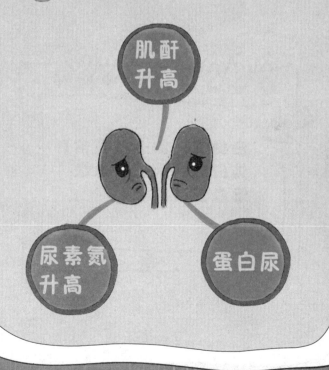

五是血液系统异常，可表现为白细胞、血小板异常，类白血病反应，急性溶血性贫血等。

⑤ 血液系统异常

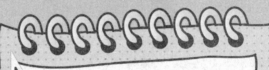

白细胞、血小板异常，类白血病反应，急性溶血性贫血。

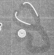

　　六是过敏反应，可表现为皮疹、药物热、剥脱性皮炎、过敏性休克等。

⑥ 过敏反应

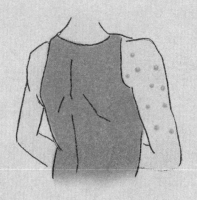

七是听力损害及视力损害，表现为耳鸣、耳聋、眩晕，视力下降、视野缩小、眼球运动疼痛、眼有干燥感和异物感、辨色能力减弱。

⑦　听力损害及视力损害

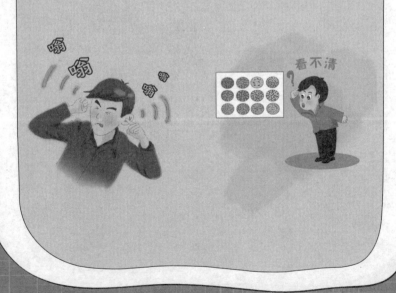

八是尿酸增高及关节疼痛。

⑧ 尿酸增高及关节疼痛

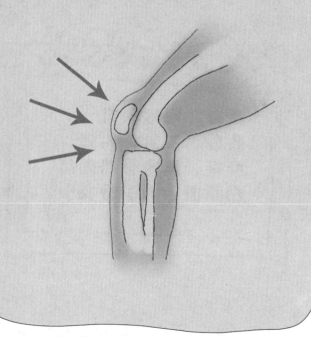

九是"流感样综合征"，可表现为畏寒，呼吸困难，头昏，发热，头痛，疲倦，肌肉骨骼疼痛，白细胞、血小板减少。

⑨ "流感样综合征"

畏寒，呼吸困难，
头昏，发热，头痛，
疲倦，肌肉骨骼疼痛，
白细胞、血小板减少。

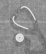

十六、如何避免抗结核药物的不良反应？

抗结核治疗疗程长，普通肺结核患者疗程至少在 6 个月以上，耐多药及广泛耐药肺结核患者疗程更是长达 1.5 ~ 2 年，所需联合运用的抗结核药物种类多，因此，治疗过程中药物的不良反应发生率还是比较高的。早期识别并避免不良反应的发生就显得尤为重要。

首先，在治疗前需进行全面的肝功能、肾功能、血常规检查，医生要详细地询问患者的过敏史、既往用药史及是否吸烟、嗜酒等，以便对患者的情况进行综合评估，制订出合适的治疗方案和确定药物剂量，尽量降低不良反应的发生率。

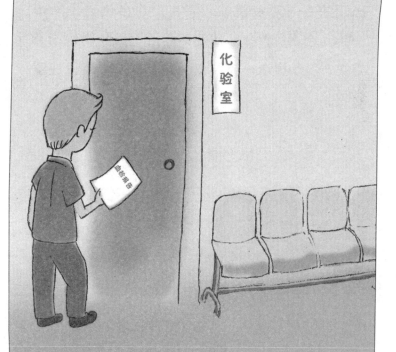

在治疗前进行全面的肝功能、肾功能、血常规检查。

其次，医生要向患者告知在治疗过程中可能出现的各种不良反应。不良反应多出现于治疗的头几个月，大多数情况下与所服用药物的剂量有关，所以患者一定要遵医嘱服药，服药后注意观察。

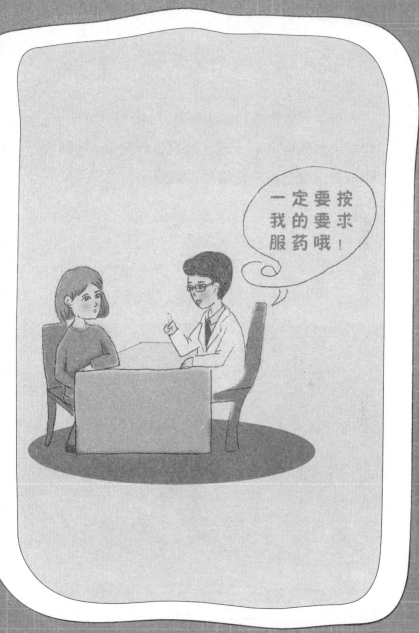

最后，要定期门诊复查肝功能、肾功能、血常规。如果服药后出现不适应及时就医，把药物的不良反应造成的危害降到最低。

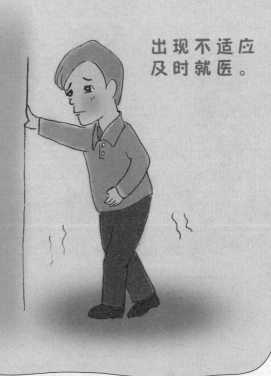

出现不适应
及时就医。

十七、出现哪些药物不良反应需要立即停药？

在抗结核治疗过程中有一些药物的不良反应可能会危及患者的生命，需要立即停药：如过敏性休克、紫癜、流感样综合征、高热、黄疸、无尿、精神障碍、剥脱性皮炎和皮疹等。这些不良反应多数情况下不可再次用药，以免造成不可挽回的后果。

过敏性
休克

皮疹

紫癜

剥脱性
皮炎

立即
停药

流感样
综合征

精神
障碍

高热

无尿

黄疸

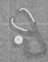

十八、服用抗结核药物出现胃肠道反应怎么办？

  抗结核药物中的利福平、异烟肼、吡嗪酰胺、喹诺酮类等多种药物可引起胃肠道反应。反应较轻的患者可通过调整服药的时间缓解，从空腹改为饭后服用；反应重的应到医院复查肝功能，行保胃止吐治疗；严重者应考虑停药或换药，须谨遵医嘱进行治疗方案的调整。

十九、服用抗结核药物出现周围末梢神经炎怎么办？

中长期大量服用异烟肼可引起周围末梢神经炎，出现四肢麻木、针刺感，可以考虑加用维生素B6进行治疗。

维生素B6

二十、服用抗结核药物出现视神经损伤怎么办？

抗结核药物中的乙胺丁醇会引起视神经损伤，损伤程度与所用的剂量有相关性。早期损伤为可逆性，所以，一旦出现可感知的视野缩小，应立刻停药，并到眼科就诊，加用维生素B6、烟酰胺、血管扩张剂等，一般在2～6个月内可逐渐恢复。早期如未及时停药进行处理，严重者会造成不可逆转的损伤，甚至失明。因此，14岁以下的儿童因无法判断视野变化和辨别红色、绿色，应慎用乙胺丁醇。

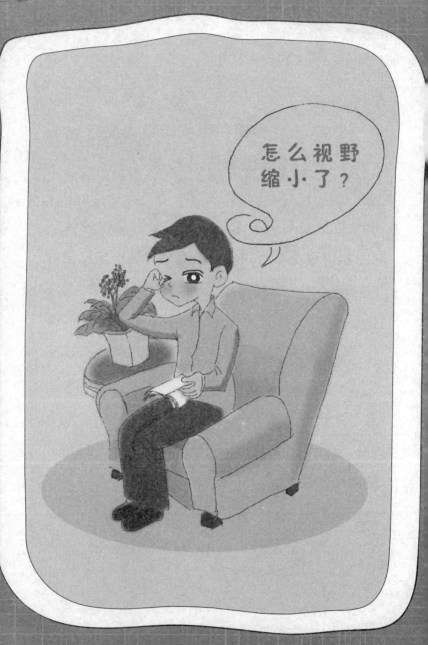

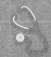

二十一、服用抗结核药物出现肝功能损伤怎么办？

大多数抗结核药物会引起肝功能的损伤，一旦出现恶心、呕吐或者黄疸等，应及时复查肝功能。如果转氨酶高出 2 倍，必须停用利福平类药物及吡嗪酰胺；转氨酶高出 3 倍或出现黄疸时所有抗结核药物必须停用，同时积极进行保肝治疗。

二十二、服用抗结核药物出现肾功能损伤怎么办？

肾功能损伤主要是由链霉素、阿米卡星、卷曲霉素类药物导致的。一旦出现肾功能各项检测指标异常或无尿，必须立刻停用上述药物。

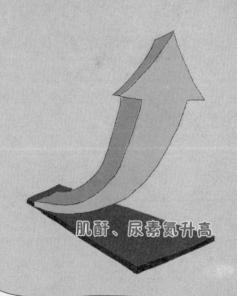

肌酐、尿素氮升高

二十三、服用抗结核药物出现听力与前庭功能损伤怎么办？

引起听力及前庭功能损伤的药物与引起肾功能损伤的药物相同，可引起眩晕、共济失调以及听力下降，甚至耳聋。一旦发生上述症状应立即停药，此类症状在停药后仍可能加重。且链霉素可通过胎盘引起胎儿的听神经损害，妊娠期应禁用。

二十四、服用抗结核药物出现关节疼痛怎么办？

关节疼痛主要是由服用吡嗪酰胺所引起的高尿酸血症所致，但急性痛风不常见。可通过大量饮水促进尿酸排泄，口服水杨酸盐治疗可以减轻关节疼痛。

大量饮水

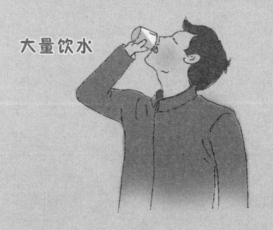

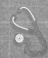

二十五、服用抗结核药物发生过敏怎么办?

抗结核药物过敏主要表现为皮疹、药物热、皮肤瘙痒、流感样综合征、关节痛,有时伴有黄疸和肝功能损害。药物过敏反应常见于治疗的第一个月内,如在化疗后 4 周内突然发热或体温更高,就应首先怀疑是否有药物过敏反应的可能。过敏反应可能由一种或几种抗结核药物引起,在鉴别有困难时应立即停药,轻度的可以服用抗过敏药物治疗,绝大多数情况需要就医,在医生的指导下进行观察治疗。

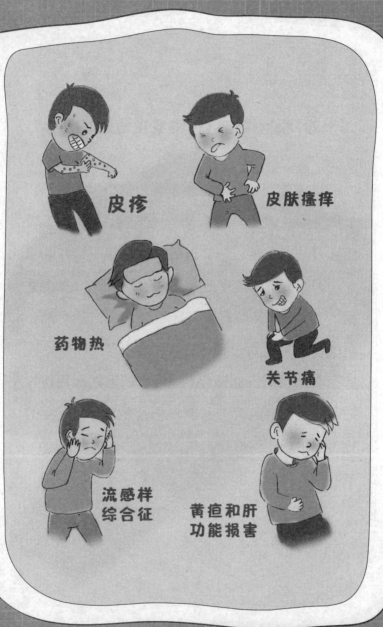

二十六、肺结核患者发生咯血怎么办？

　　咯血在肺结核患者中是较为常见的症状之一，少量咯血时应稳定患者情绪，嘱病人卧床休息，向患侧卧位，可以避免患侧的血流向健侧，导致扩散或窒息。指导患者轻轻咳嗽和呼吸，在咯血时避免屏气。大量咯血严重时会引起出血性休克，应立即到医院治疗，给予药物止血治疗或纤维支气管镜下压迫止血。

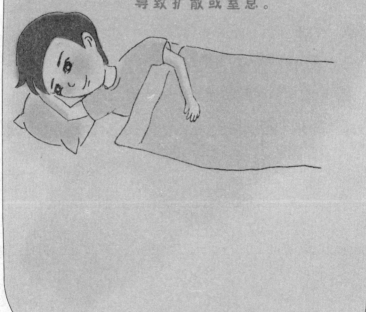

向患侧卧位，可以避免患侧的血流向健侧，导致扩散或窒息。

二十七、肺结核患者发生窒息怎么办？

在发生大咯血时可能发生窒息，应及早识别窒息的征兆。如突然出现咯血停止，并有呼吸急促、面色苍白、口唇发绀、烦躁不安、精神呆滞等，提示有窒息的可能，应立即进行体位引流，取俯卧位或头低足高位，迅速撬开牙关，有时能挖出咽喉部血块，同时压迫舌根，刺激咽部，促使产生咳嗽和呕吐反射，以使下呼吸道的血液经口腔排出。必要时进行支气管插管或气管切开，以解除呼吸道的阻塞。

在发生大咯血时可能发生窒息，应及早识别窒息的征兆。

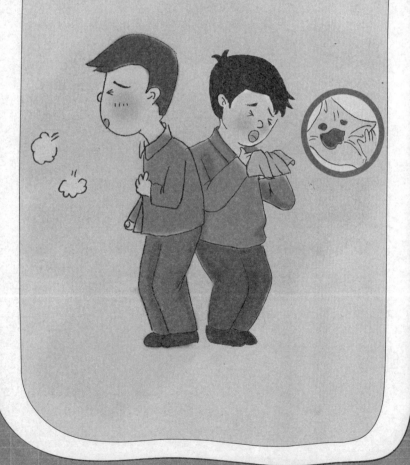

第 五 部分

肺结核的预防

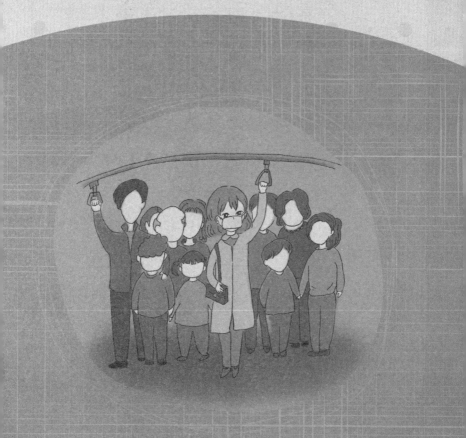

一、预防肺结核有哪3个环节？

与所有的传染病预防一样，预防肺结核的3个环节也是切断传播途径、保护易感染人群和控制传染源。

预防肺结核的 3 个环节

01 切断传播途径

02 保护易感染人群

03 控制传染源

从切断传播途径来说，肺结核是通过呼吸道传播的，人人都需要呼吸，因此，完全切断传播途径是一件比较困难的事情，这也是肺结核难以控制的原因之一。所以，要养成良好的卫生习惯，避免在公共场合随地吐痰，在人群密集的地方佩戴口罩，不要在封闭不通风的场所久留。

避免在公共场
合随地吐痰。

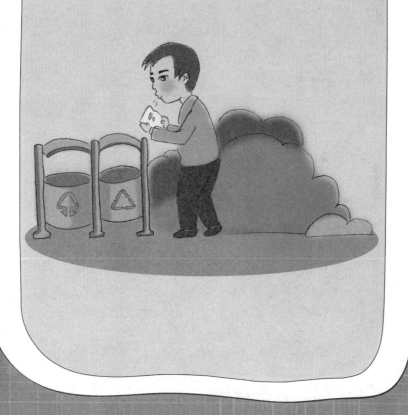

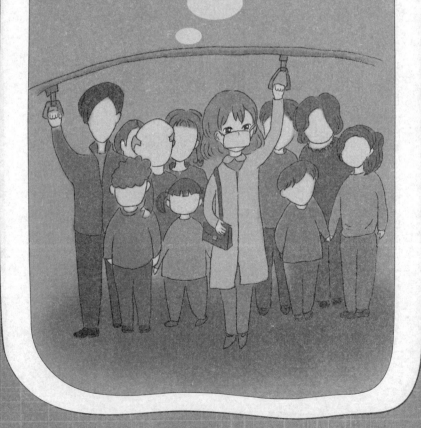

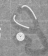

　　肺结核患者尤其是排菌的患者痰液中带有大量结核分枝杆菌，如果随地吐痰，痰液干燥后结核分枝杆菌随着尘埃飞扬会被健康人吸入引起结核感染。因此，患者应避免到公共场合，如确需到人群密集的地方，不要对着他人咳嗽、大声说话，咳嗽或打喷嚏时应用两层纸巾掩住口鼻，并将痰液包裹后焚烧。

不要对着他人咳嗽、大声说话。

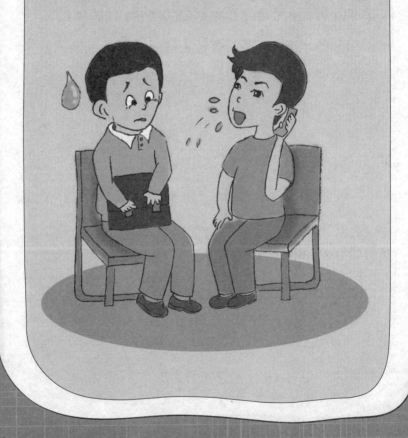

患者使用过的物品可在烈日下暴晒 2 ～ 3 小时进行紫外线杀菌处理。

病人衣物要暴
晒2～3小·时。

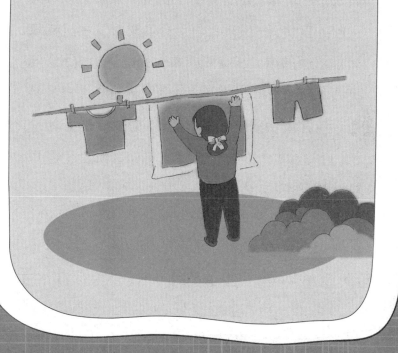

保护易感染人群是结核病的控制环节之一，肺结核的密切接触者、HIV 感染者和艾滋病病人、长期使用免疫抑制剂的人群、老年人、营养不良者、肺尘埃沉着病患者、糖尿病患者等都是易感染人群。对肺结核的预防目前缺乏行之有效的疫苗，对易感染人群的保护主要是加强肺结核可疑症状的宣传，早发现、早治疗。医疗卫生机构应通过艾滋病病人、糖尿病病人的随访检查，老年人每年的健康体检等方式加强对易感染人群的筛查。医疗机构对 HIV 感染者和艾滋病病人就诊的门诊应与结核病门诊隔离开，避免发生医源性传播。

目前，在肺结核的预防措施里，切断传播途径和保护易感染人群作用较为有限。所以，最重要的预防措施就是控制传染源。只有及早发现传染源，进行规则治疗才能真正阻断传播。肺结核患者只要通过规则治疗 2 个月左右，其传染性就会大大降低。因此，部分省份正在大力推广传染性肺结核患者住院治疗，待其痰中查不到结核分枝杆菌后再出院，避免了肺结核在社会上广泛传播。

二、如何早期发现结核病患者？

1 名结核病患者一年平均可传染 15 名健康人。传染主要发生在未被发现和治疗之前。因传染源在未被发现前没有采取任何预防措施，与家庭成员、同事、同学等密切接触，则接触者容易被结核分枝杆菌感染。

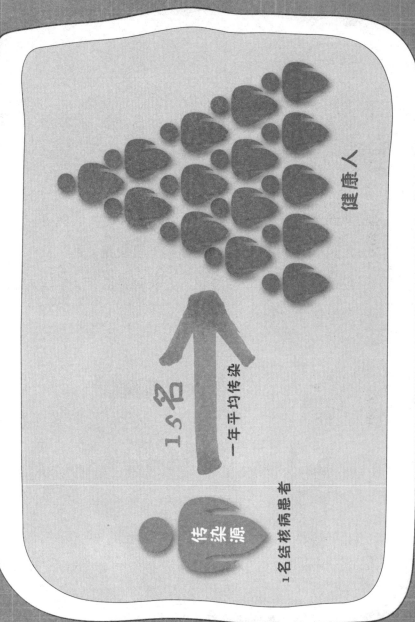

健康人

15名

一年平均传染

传染源

1名结核病患者

因此应广泛普及结核病的防治知识，识别肺结核的可疑症状，周围如有人持续咳嗽、咳痰3周以上，并出现咯血、发热、盗汗、胸痛等症状应警惕肺结核。同时让患者及时到当地结核病定点医院就诊，进行胸片检查和痰液检查，尽早发现隐藏在人群中的传染源，予以彻底治疗，才能避免结核病向健康人群传染。

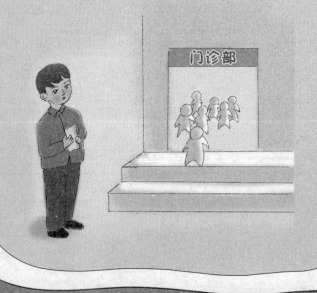

三、接种卡介苗有什么用？

卡介苗是一种减毒活疫苗，是新生儿出生的第一针，在出生 24 小时后就可以接种。如果出生时没有及时接种，在 1 岁以内应及时到当地疫苗接种点进行补种。

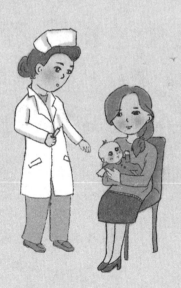

卡介苗接种

卡介苗是通过人工方法使未感染的机体产生一次轻微的没有危险的感染，使机体产生特异性的免疫力。这种获得性的免疫力可以限制以后结核分枝杆菌在体内的播散，尤其对严重威胁小儿身体健康的重症结核病，如结核性脑膜炎、急性血行播散型肺结核等有重要的预防作用。有研究显示，卡介苗的保护力在接种后的第一个 5 年内超过 80%，以后逐年有所降低，在 10 ~ 15 年里效果仍高达 59%。卡介苗预防结核性脑膜炎的效果可达 80%。

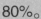

四、卡介苗接种后有什么反应？

卡介苗接种后的正常反应：在卡介苗接种后2～3周注射部位会出现局部红肿，后逐渐软化形成白色脓疱，结痂。2～3个月后大部分可愈合，痂脱落局部形成一稍凹陷的瘢痕，形成典型的卡介苗接种瘢痕（俗称"卡疤"）。有的在接种后1～2个月会出现局部淋巴结肿大，一般肿大的直径不超过1 cm，早期热敷可以促进吸收。

卡介苗接种后的强反应：局部脓肿或溃疡长期（超过6个月）不愈合，局部淋巴结肿大超过1 cm，偶尔也会引起严重的反应和播散性肺结核。出现强反应时，要及时到医院进行处理。

五、什么是预防性服药？

很多人没有任何症状，胸片也未发现异常，但进行结核菌素试验却显示强阳性，说明已受结核分枝杆菌感染，从此背上较大的思想负担，经常到医院咨询，担心自己什么时候会发病。这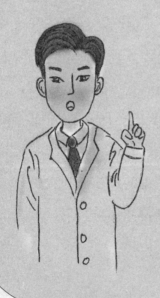时，医生会建议在知情、自愿的情况下采用"预防性服药"的方式，杀灭大多数潜伏在身体内的结核分枝杆菌，从而避免发病。

目前，推荐的预防性服药有几个方案：

一是 6 个月的异烟肼。这种方案单用异烟肼，服药的时间较长，很多人较难坚持。由于单用 1 种药物可能会增加耐药的风险，所以更多推荐以下 2 种方案。

二是 3 个月的异烟肼和利福平。

三是 3 个月的异烟肼和利福喷汀。

停止预防性服药后的有效保护期一般为 4～5 年，但其与当地结核病疫情有关，在感染率高和存在大量新感染病例的地区，保护持续时间较短，反之则较长。

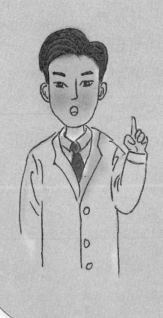

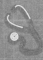

　　在很多发达国家，由于结核病的疫情较轻，预防性服药在结核病的防控中发挥着重要的作用。我国由于人口众多，肺结核患者基数较大，首要的防控措施是发现和控制传染源。由于我国各地的疫情、经济状况和人力资源等差别较大，目前预防性服药未广泛开展。但在学校发现传染性肺结核病例时，强烈建议在与传染源密切接触的同班级、同宿舍的师生中开展预防性服药，避免在校园内引起聚集性疫情，造成传播流行。

由于预防性服药也是一种治疗，需要服用较长时间的抗结核药物，部分人不能接受而拒绝服药。对于拒绝服药者建议在首次检查后3个月末、6个月末、12个月末到结核病定点医疗机构各进行一次胸片检查，因为在接触肺结核患者后的1～2年内发展为活动性结核病的概率较高。

六、哪些人需要预防性服药？

我国以 5 IU 结核菌素试验结果 ≥ 15 mm 或有双圈、水疱、坏死及淋巴管炎作为结核菌素试验强阳性的标准。这些患者是结核病发病的高危对象，需要预防性服药。

其他需要预防性服药的人群主要包括以下几类：

一是与活动性肺结核患者密切接触的儿童、HIV 感染者，结核菌素试验结果 ≥ 5 mm。

二是新近感染的儿童（近两年结核菌素试验由阴性转为阳性，结核菌素试验结果 ≥ 10 mm）。

三是未经治疗的有非活动性肺结核病灶者。

四是长期应用免疫抑制剂者（如器官移植者）、肺尘埃沉着病患者、糖尿病患者，以及患有其他疾病（如进行胃肠手术、白血病、再生障碍性贫血、严重的肝肾疾病等）导致抵抗力低下者等结核病的易感染人群，结核菌素试验结果 ≥ 10 mm。

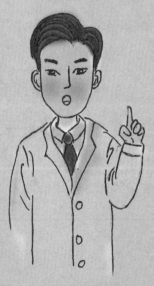

第六部分

特殊人群的结核病防治

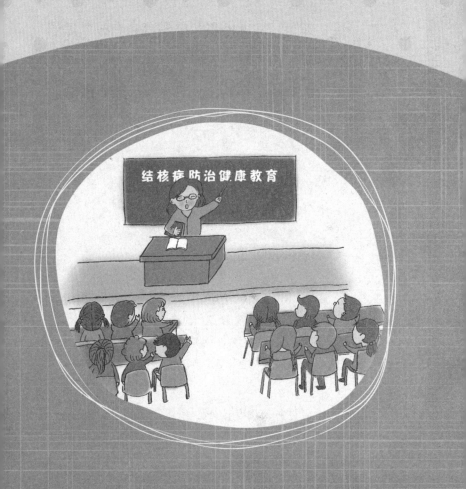

一、为什么艾滋病患者容易并发结核病？

结核病是 HIV 感染者和艾滋病患者最常见的机会性感染。HIV 攻击人类的免疫系统，致使人体丧失抵抗能力，不能抵抗那些对生命有威胁的病菌，最终导致感染者死亡。

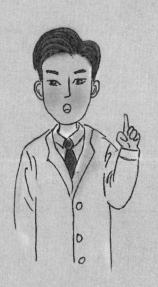

HIV 感染者并发结核病有 2 种情况：一种情况是内源性复燃，即机体内原已稳定的潜在陈旧性结核病灶，因感染 HIV 重新活跃起来；另一种情况是外源性再感染，HIV 感染者机体抵抗力低下，与结核病病人接触后会很快发病和恶化。相关研究显示，HIV 阳性者感染结核分枝杆菌后，结核病的发病率是 HIV 阴性者的 30 倍。一般认为，一个 HIV 阴性者感染结核分枝杆菌后，一生中有 10% 的机会发生结核病；而 HIV 阳性者，在一年中就有 10% 的发病概率。

二、为什么硅沉着病患者容易合并结核病？

硅沉着病是肺尘埃沉着病中最常见的一种类型，是由长期大量吸入含有游离二氧化硅的粉尘所引起，以肺部广泛的结节性纤维化为主的疾病。多见于矿工，以及有大量石英、陶瓷和耐火材料等粉尘接触史的工人，发病较为缓慢，一般5～10年。硅沉着病患者由于吸入大量的粉尘，呼吸道纤毛上皮受到破坏，结核分枝杆菌容易通过支气管进入肺内；由于肺部广泛的纤维结节，支气管扭曲、变形和闭塞，肺组织供血不良，淋巴回流障碍，结核分枝杆菌不易被清除而定植在肺部，因此硅沉着病患者容易合并结核病。

硅沉着病合并肺结核患者的病死率是单纯硅沉着病患者的 3 倍，病死率随硅沉着病分期的增加而增加。有研究显示，Ⅰ期硅沉着病合并肺结核者占 10% ~ 30%，Ⅱ期硅沉着病合并肺结核者占 22% ~ 30%，Ⅲ期硅沉着病合并肺结核者占 50% ~ 90%。硅沉着病合并肺结核患者痰液中结核分枝杆菌阳性率不高，可能与结核病灶被纤维组织包围，使结核分枝杆菌不易经支气管进入痰液有关。硅沉着病合并肺结核的抗结核治疗要比单纯肺结核的疗效差，这可能与抗结核药物不易穿透硅结节以及巨噬细胞功能下降有关。因此硅沉着病合并肺结核应适当延长化疗时间，一般需治疗 1 年以上。

三、为什么在监狱的羁押人群
容易传播结核病？

肺结核病是监狱内的多发病和常见病，严重侵害着服刑人员的身心健康，给监狱的安全稳定和谐发展带来了沉重的负担。监狱是一个特殊的场所，羁押的人群成分复杂、文化水平低，劳动强度大，存在社会逆反心理；监狱内环境相对密集，通风换气差，生活条件差，这些因素使结核病易于在监狱内传播和流行，给结核病的防控带来一定难度。

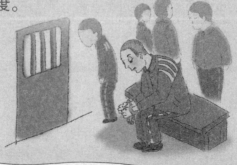

因此，要加强羁押人群入监前的体检，及时发现患者，避免在监狱内传播；对于已入监的羁押人员中发现的肺结核患者，应实行集中关押、隔离治疗，由狱医加强督导服药；在羁押人员中加强结核病的宣传教育，使其能及早识别结核病的可疑症状，早发现、早治疗。

四、为什么糖尿病患者容易合并结核病？

　　随着我国物质生活条件日趋优越和人口的老龄化，糖尿病患者日益增多，有报道显示我国糖尿病患者达上亿人。而老年人群的肺结核患病率较其他年龄段的人群高发，糖尿病发病高峰年龄与结核病发病高峰年龄相吻合，糖尿病合并肺结核患者逐年增加，且病情严重，治疗疗程较普通肺结核时间长。糖尿病与结核病相互关系密切，血糖控制不好结核病就易播散，结核病控制不好又会引起血糖的波动。

那么为什么糖尿病患者容易合并结核病呢?

一是糖尿病患者血液和组织中糖含量增高,给结核分枝杆菌提供了良好的营养环境。

二是糖尿病患者糖、脂肪、蛋白质代谢紊乱,患者的免疫力降低,细胞吞噬能力下降。

三是糖尿病患者体内维生素A缺乏,易导致呼吸道黏膜上皮抵抗力下降。

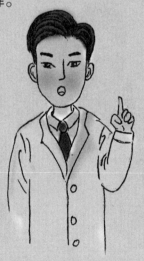

因此，糖尿病患者每年应常规做胸片检查，如出现肺结核的可疑症状或原已控制的血糖又出现波动，应警惕是否有合并结核病的可能。肺结核患者，尤其是老年患者如果经正规治疗效果不理想，胸片显示病灶有扩散、恶化，症状无改善，应及时查血糖以确定是否有糖尿病。

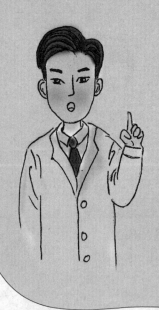

五、学校中如何防控结核病？

　　学校是师生高度集中的场所，师生在学习、生活中相互接触的时间长，一旦发生结核病，如果不能早期发现和治疗，则容易在校园内传播流行，甚至引起聚集性事件。学校结核病疫情不但给学生造成严重的身心损害，而且会对学校的教学秩序和社会稳定带来很大的影响。因此，在学校中落实日常的各项防控措施显得尤为重要。

一是要经常在学校中开展结核病防治的卫生宣传。利用学校的健康教育课、健康选修课、黑板报及新媒体等多种形式，广泛开展结核病防治宣传，关键是让师生对身边的结核病可疑症状者能早识别、早发现，劝导其早就诊，避免带病上课造成结核病聚集性事件。

要经常在学校中开展结核病防治的卫生宣传。

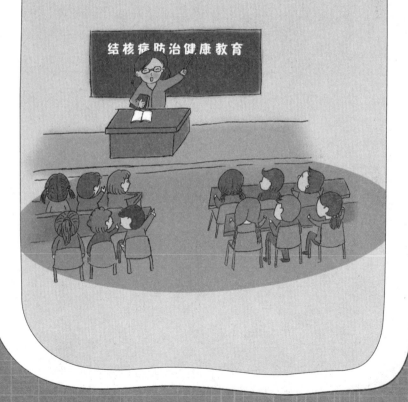

二是学校要严把新生入校常规体检关。学校要在新生入学体检中增加胸片检查和结核菌素检查，把新生入学体检作为发现结核病患者的重要手段，一旦发现学生病例应劝导其隔离治疗，及时落实休学制度，避免在班级中造成传播。

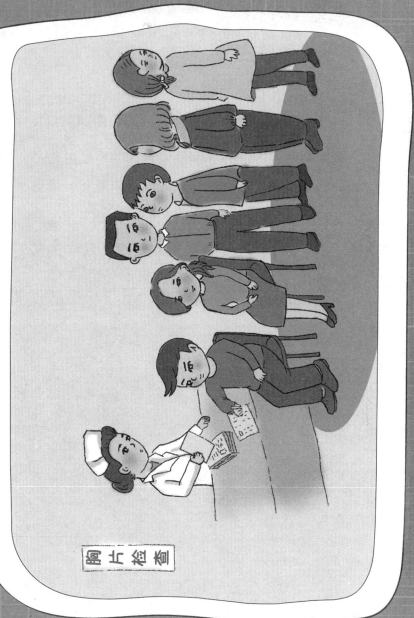

图十　检查

三是学校要建立晨检和因病缺勤追踪制度，以便早期发现结核病可疑症状者和患者。对因病缺勤的学生要认真做好原因追查和登记，如怀疑有可能是结核病的应及时报告学校卫生（保健）室，并由卫生（保健）室追踪了解学生的诊疗情况。

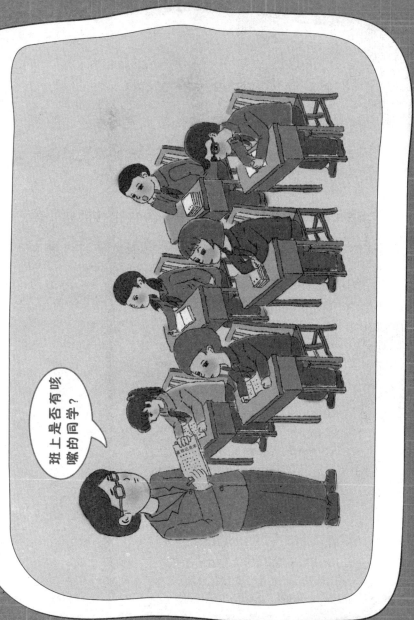

四是疾病预防控制机构要加强对学校结核病病例的疫情监测。及时发现学校内的学生或教师病例，隔离治疗；及时对病例同班级、同宿舍的师生开展密切接触者的筛查，发现潜伏的感染者及病人，消除隐患。同时要指导学校做好校园内的环境消毒杀菌。

疾病预防控制机构必须加强对学校结核病病例的疫情监测。

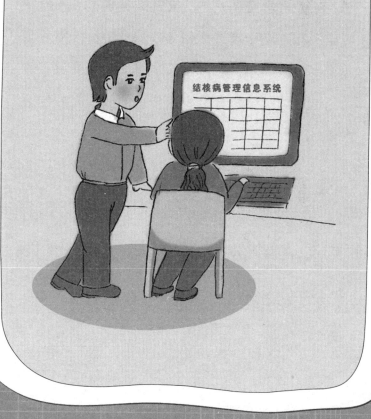

五是学校要做好校园环境、公共场所和校舍的卫生和通风。随着学校条件的改善，教室、宿舍、图书馆等处安装了空调，尤其在夏季和冬季，在密闭的空调房内，空气缺乏流动，一旦有传染源存在就极易造成结核病的感染与传播。因此，一定要经常开窗通风，保持室内空气新鲜、流通。这是预防结核分枝杆菌传播的简单有效的好办法。

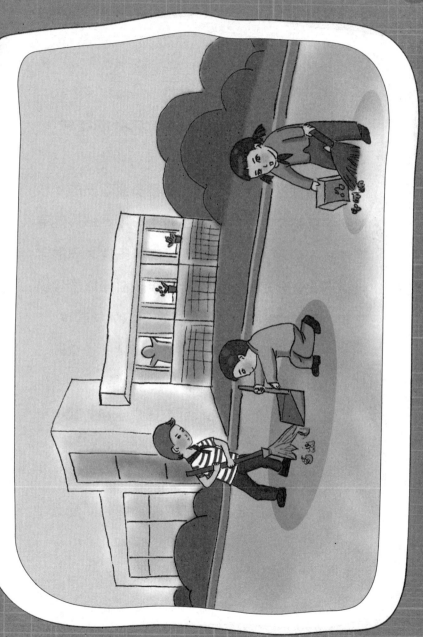

六、学生患了肺结核哪些情况必须休学？

根据国家卫生和计划生育委员会下发的《学校结核病防控工作规范（2017版）》，结核病定点医疗机构的医生，对符合下述病情条件之一的学生病例，应当开具休学诊断证明。根据休学诊断证明，学校对患肺结核的学生应采取休学管理。

一是菌阳肺结核患者（包括痰涂片检查阳性和／或痰培养检查阳性患者）。

二是胸片显示肺部病灶范围广泛和／或伴有空洞的菌阴肺结核患者。

三是具有明显的肺结核症状者。

四是结核病定点医疗机构建议休学的其他情况。

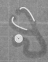

七、学生肺结核患者哪些情况可以复学？

　　学生肺结核患者经过规范治疗，病情好转，满足一定条件，结核病定点医疗机构的医生可开具复学诊断证明，建议复学，并注明后续治疗管理措施和要求。学校凭复学诊断证明为学生办理复学手续并督促学生落实后续治疗管理措施。

学生肺结核患者复学需满足的条件有：

一是菌阳肺结核患者以及重症菌阴肺结核患者（包括有空洞、大片干酪状坏死病灶、粟粒性肺结核等）经过规范治疗完成全疗程，初治、复治、耐多药患者分别达到其治愈或治疗成功的标准。

二是菌阴肺结核患者经过2个月的规范治疗后，症状减轻或消失，胸片显示病灶明显吸收，后续2次痰涂片检查均为阴性（每次痰涂片检查的间隔时间至少满1个月），并且至少一次痰培养检查为阴性。

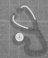

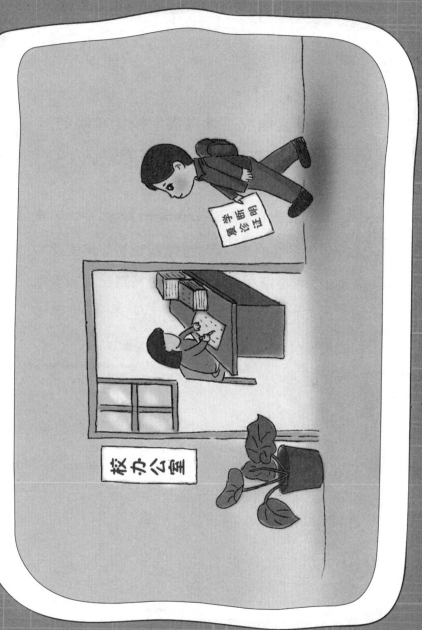

八、什么情况下才构成学校结核病的 突发公共卫生事件？

一所学校在同一学期内发生 10 例及以上有流行病学关联的结核病病例，或出现结核病死亡病例时，学校所在地的县级卫生行政部门应当根据现场调查和公共卫生风险评估结果，判断是否构成突发公共卫生事件。

学校结核病疫情一旦确认并启动突发公共卫生事件，则可能是学校常规防控措施未能落实到位的最终结果。在既往各省报道的多起学校结核病突发公共卫生事件中，有很多的共同点，如多发生在冬春季节，天气寒冷，教室和宿舍很少开窗通风；学生缺乏结核病的防控知识，未能及早识别其可疑症状，发病后不及时就诊；学生患者确诊后为了不耽搁学业，故意隐瞒病情，从而导致结核病在学校中的持续传播；学生病例空间聚集性明显，有流行病学关联，多为同一班级或同一宿舍。因此，要防患于未然，避免聚集性的疫情，还是要扎实落实学校日常防控的各项措施。

九、流动人口肺结核患者怎样保证连续的治疗？

  流动人口因经济或就业压力等因素，得了肺结核往往未能及时就诊，加上居住环境拥挤，容易造成肺结核的传播，甚至发生爆发流行。流动人口患病者中多为青壮年，新发病例多，传染性患者多。

  由于肺结核患者治疗时间长达半年以上，很多患者在治疗过程中可能因患病无法继续工作而返乡治疗，或病情好转后外出打工，但此时切不可中断治疗，延误病情。

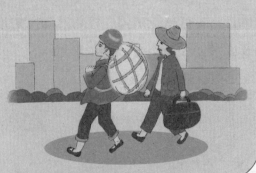

我国每个县都有一个结核病的定点医院，在定点医院可以享受到国家对肺结核患者的减免费政策。因此，肺结核患者离开首诊的结核病定点医院时，一定要告诉医生将要前往的省份和城市，医生会将患者的病案信息转出到患者前往的目的地，并给患者开具足够的抗结核药物，确保患者在旅途中不间断服药。患者到达目的地的结核病定点医院后，要向医生详细讲述既往的治疗情况，以便医生了解病情后继续帮助患者完成后续的治疗疗程。

十、妊娠时发现结核病怎么办?

结核病对妊娠有很大影响,妊娠合并结核病属于高危妊娠。

一是对胎儿的危害。在结核病治疗期间要定期复查胸片,而X线对胎儿的发育是有害的。另外,结核分枝杆菌可以通过血行播散侵入胎儿体内,胎儿也可因咽下或吸入含有结核分枝杆菌的羊水而感染,患上先天性的结核病。妊娠合并结核病还会导致胎儿发生缺氧、营养不良,发育迟缓、早产、流产、死胎等的概率增高。抗结核药物对胎儿也有较大的影响,如链霉素可以通过胎盘进入胎儿体内,导致新生儿听力障碍。

二是对母体的危害。妊娠可使结核病恶化，加重孕妇的负担，使体内代谢紊乱，从而影响孕妇的免疫功能，易引发全身性播散结核病，形成多器官结核病。一些潜在的结核病感染者或稳定的病灶可能因妊娠而发病。

　　因此，活动性肺结核患者应避免妊娠。在妊娠3个月以内病情严重的患者应进行人工流产，活动性肺结核患者应在治疗疗程结束2年后再怀孕。非活动性肺结核一般情况下对胎儿和母体影响不大，患者可在医生的评估和指导下妊娠。

十一、肺结核患者的家人或朋友
更容易被传染吗？

肺结核患者的家人或朋友是与患者接触最为密切的人。一般来说，痰涂片检查阳性的肺结核患者在确诊前 3 个月内，与其居住在同一住宅内 7 天以上的人是非常容易被传染的。

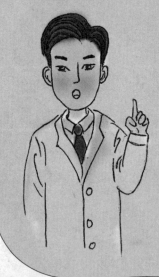

与患者生活或工作在一起的人采取一些预防和保护的措施是非常有必要的。

　　一是要做好对肺结核患者的督促，确保患者在治疗期间不间断地服药，只有通过及时有效的抗结核治疗，才能减少肺结核患者的传染性，这是最积极的预防传染措施。二是要保证居住环境的通风，尤其是肺结核患者居住的房间，应经常开窗通风，降低房间内结核分枝杆菌的浓度。三是肺结核患者的家人或朋友都要去当地的结核病定点医院及时检查，以确定是否感染了结核分枝杆菌或是否患病，尤其是家中有 15 岁以下的儿童，更是要重点关注。四是肺结核患者自身要养成良好的个人卫生习惯，不对着人咳嗽，不随地吐痰，最好戴口罩。

十二、医务人员比其他人群
更容易患结核病吗？

有报道显示，我国医务人员结核分枝杆菌感染率明显高于普通人群，其结核菌素试验的阳性率高达 60% 以上，医务人员中的患病率也比普通人群高，达到 6.7‰。其感染和患病的风险与工作场所的暴露和感染预防控制措施不足等有关。

因此，医务人员在工作中要树立感染控制的观念，做好个人防护。结核病门诊及痰检室应保持良好的通风和消毒，所使用的紫外线灯应定期进行清洁与检测，保证其杀菌效果（30 W 紫外线灯悬挂在 1 m 处，照射时间不少于 30 分钟）。

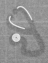

　　门诊执行严格的预检分诊制度，设置单独的留痰室，严禁在候诊区、病房等人群聚集区进行痰标本收集。候诊室应保持通风良好，设立标牌，提醒患者"咳嗽时请掩住口鼻"。加强个人防护，在患者的诊疗过程中要求患者佩戴外科口罩，医护人员在接触传染性肺结核患者，特别是接触耐多药患者以及进行支气管镜检查、气管插管、呼吸道分泌物检查、尸体解剖等高风险操作时应佩戴合适的医用防护口罩（如N95或N99口罩），以阻止含结核分枝杆菌的飞沫通过，起到预防和控制感染的作用。

参考文献

杜娟, 高占成, 2014. 呼吸系统疾病防治小百科: 肺结核 [M]. 北京: 人民卫生出版社.

姜世闻, 成君, 李雪, 等, 2018. 肺结核患者发现方式的进展与建议 [J]. 中国防痨杂志, 37(10):1012-1020.

刘敏, 陈彬, 顾华, 等, 2016. 医务人员结核感染危险因素研究进展 [J]. 现代预防医学, 43(6): 1001-1004.

谈光新, 2000. 结核病现代诊疗 [M]. 南京: 江苏科学技术出版社.

王黎霞, 成诗明, 陈伟, 2012. 学校结核病防治工作手册 [M]. 北京: 军事医学科学出版社.

王宇, 2010. 中国结核感染预防控制手册 [M]. 北京: 中国协和医科大学出版社.

王宇, 2013. 耐多药肺结核防治管理工作方案 [M]. 北京: 军事医学科学出版社.

卫生部疾病预防控制局, 卫生部医政司, 中国疾病预防控制中心, 2009. 中国结核病防治规划实施工作指南 [M]. 北京: 中国协和医科大学出版社.

中国疾病预防控制中心, 2012. 中国结核病疫情介绍 [DB/OL]. [2018-8-20]. http://www.chinatb.org/yqjk/wgihbq/201207/t20120711_64222.htm.

钟球, 2010. 遏制白色瘟疫: 结核病的预防、治疗与康复 [M]. 北京: 中国社会出版社.

World Health Organization, 2018. Global tuberculosis report 2018[R]. Geneva: World Health Organization.

附　录

附录1

贵州省县级结核病防治服务机构信息表

市(州)	县（市、区、特区）	机构名称	通信地址	联系电话
六盘水市	钟山区	六盘水市第三人民医院	钟山区南环西路188号	0858-2205054
		钟山区人民医院结核门诊	钟山区大连路48号	0858-8600269
	六枝特区	六枝特区人民医院结核门诊	六枝特区人民南路76号	0858-5314643
		六盘水市第二人民医院结核门诊	六枝特区平寨镇云桥路	0858-5322160
	水城县	水城县人民医院结核门诊	水城县双水新区	0858-8935359
	盘州市	盘州市第二人民医院	盘州市民福路88号	15599532236
贵阳市	南明区	贵阳市公共卫生救治中心防保科	南明区花溪大道北段96号	0851-85963453/85957093
	云岩区	贵阳市公共卫生救治中心防保科	南明区花溪大道北段96号	0851-85963453/85957093
	花溪区	贵州省职工医院感染科	花溪区徐家冲路86号	0851-83865765

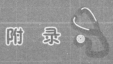

续表

市(州)	县（市、区、特区）	机构名称	通信地址	联系电话
贵阳市	乌当区	乌当区人民医院感染科	乌当区新添大道124号	0851-88349615
	白云区	白云区医院感染科	白云区艳山红镇长山路71号	0851-84602301
	开阳县	开阳县人民医院感染科	开阳县城关镇南街6号	0851-87253552
	息烽县	息烽县人民医院感染科	息烽县永靖镇花园东路38号	0851-87727233
	修文县	修文县人民医院感染科	修文县龙场镇翠屏东路延伸段	0851-82328796
	观山湖区	贵州省第三人民医院结核门诊	云岩区百花坝34号	0851-84845339
	清镇市	清镇市第三人民医院感染科	清镇水晶集团家属区	15722106058
遵义市	红花岗区	红花岗区人民医院结核门诊	红花岗区蔺家坡路134号	0851-28279031
	汇川区	贵州航天医院结核门诊	汇川区大连路149号	0851-28609190
	播州区	播州区人民医院结核门诊	播州区南白街道万寿南街91号	0851-27722559
	桐梓县	桐梓县人民医院结核病门诊	桐梓县蟠龙大道	0851-26624411转8151

续表

市(州)	县（市、区、特区）	机构名称	通信地址	联系电话
遵义市	绥阳县	绥阳县人民医院感染科结核门诊	绥阳县洋川镇郑场路	0851-26231592
	正安县	正安县人民医院感染科	正安县尹珍南路与正安大道交叉口东 100 m	0851-26017318
	道真仡佬族苗族自治县	道真仡佬族苗族自治县人民医院感染科结核门诊	道真仡佬族苗族自治县尹珍大道三转盘	0851-25825309
	务川仡佬族苗族自治县	务川仡佬族苗族自治县人民医院结核门诊	务川仡佬族苗族自治县康复路123 号	0851-25627930
	凤冈县	凤冈县人民医院结核门诊	凤冈县解放路与迎新大道交叉口西 150 m	0851-25229212
	湄潭县	湄潭县人民医院结核门诊	湄潭县湄江街道办事处茶城大道301 号	0851-24225393
	余庆县	余庆县人民医院结核门诊	余庆县子营街道办事处桂花路1 号	0851-24621477
	习水县	习水县人民医院结核门诊	习水县东皇镇湘江西路	0851-22636730
	赤水市	赤水市人民医院结核门诊	赤水市市中街道办事处公园路 8 号	0851-22889515
	仁怀市	仁怀市人民医院感染科结核门诊	仁怀市鲁班街道办事处鲁班大道北段	0851-22309002

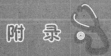

续表

市(州)	县（市、区、特区）	机构名称	通信地址	联系电话
安顺市	西秀区	西秀区人民医院结核门诊	西秀区南水路7号	0851-38128247
	平坝区	平坝区人民医院结核门诊	平坝区安平街道办事处康复路5号	0851-34228442
	普定县	普定县人民医院结核门诊	普定县城关镇富强路81号	0851-38222910
	镇宁布依族苗族自治县	镇宁布依族苗族自治县人民医院结核门诊	镇宁布依族苗族自治县安康路	0851-36223120转8070
	关岭布依族苗族自治县	关岭布依族苗族自治县人民医院感染科结核门诊	关岭布依族苗族自治县滨河东路97号	0851-37222010
	紫云苗族布依族自治县	紫云苗族布依族自治县人民医院感染科结核门诊	紫云苗族布依族自治县五峰街道办事处新城区大营路1号	0851-35233626
铜仁市	碧江区	铜仁市中医院结核门诊	碧江区八里岗洞冲	0856-8126005
	江口县	江口县人民医院结核门诊	江口县双江镇杨澜桥	18908562052
	玉屏侗族自治县	玉屏侗族自治县人民医院结核门诊	玉屏侗族自治县平溪镇茅坪新区平江路	18908561307
	石阡县	石阡县人民医院结核门诊	石阡县汤山镇城北小区	0856-7623177

续表

市(州)	县（市、区、特区）	机构名称	通信地址	联系电话
铜仁市	思南县	思南县人民医院结核门诊	思南县思唐镇城北街37号	0856-4193646
	印江土家族苗族自治县	印江土家族苗族自治县人民医院结核门诊	印江土家族苗族自治县峨岭镇荣昌街	0856-6466996
	德江县	德江县结核专科医院门诊	德江县新寨社区安老阡组	0856-3915982
	沿河土家族自治县	沿河土家族自治县人民医院结核门诊	沿河土家族自治县和平街道办事处枫香社区增家组	0856-8225923
	松桃苗族自治县	松桃苗族自治县人民医院结核门诊	松桃苗族自治县蓼皋镇公园路20号	0856-2833120
	万山区	万山区人民医院结核门诊	万山区万山镇解放街南路	0856-3521608
黔西南布依族苗族自治州	兴义市	黔西南布依族苗族自治州人民医院感染科	兴义市桔山街道办事处桔康路（B6路）	0859-3299040
		兴义市人民医院结核病防治门诊	兴义市黄草街道办事处园陵路1号	0859-3297449
	兴仁市	兴仁市人民医院结核门诊	兴仁市兴仁大道东侧兴仁市公安局对面	0859-6214873
	普安县	普安县人民医院结核门诊	普安县盘水镇沿河路18号	0859-7233131

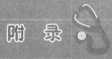

续表

市(州)	县（市、区、特区）	机构名称	通信地址	联系电话
黔西南布依族苗族自治州	晴隆县	晴隆县人民医院结核病防治门诊	晴隆县西背街	0859-7610871
	贞丰县	贞丰县人民医院结核门诊	贞丰县南环路中段	0859-6612960
	望谟县	望谟县人民医院感染科	望谟县复兴镇环城路	0859-4612085
	册亨县	册亨县人民医院结核病防治门诊	册亨县纳福大道	0859-4211723
	安龙县	安龙县人民医院感染科	安龙县安龙大道南 150 m	0859-5219020
毕节市	七星关区	毕节市第三人民医院结核病门诊	七星关区百里杜鹃大道中段	0857-8930757
	大方县	大方县人民医院传染病区结核病专科门诊	大方县红旗街道办事处路塘村	0857-5225239
	黔西县	黔西县人民医院结核病门诊	黔西县城关镇文峰社区里沙东路 38 号	0857-2197680
	金沙县	金沙县人民医院结核病门诊	金沙县鼓场街道办事处紫金街人民巷 24 号	0857-7216063
	织金县	织金县人民医院结核病门诊	织金县城关镇双堰街道 80 号	13721519798

续表

市(州)	县（市、区、特区）	机构名称	通信地址	联系电话
毕节市	纳雍县	纳雍县人民医院结核病门诊	纳雍县松林路	0857-3636663
	赫章县	赫章县人民医院结核病门诊	赫章县城关镇福田路	0857-3227501
	威宁彝族回族苗族自治县	威宁彝族回族苗族自治县人民医院结核门诊	威宁彝族回族苗族自治县六桥街道办事处健康路49号	0857-6422565
	百里杜鹃管理区	贵州百里杜鹃管理区人民医院结核门诊	贵州百里杜鹃管理区跑马村跑马组（运煤大道）	0857-2166488
黔东南苗族侗族自治州	凯里市	黔东南苗族侗族自治州人民医院结核病门诊	凯里市韶山南路31号	0855-8218801
		贵州医科大学第二附属医院结核病门诊	凯里市康复路3号	0855-3833111
		凯里市第一人民医院结核门诊	凯里市营盘西路28号	0855-3831459
	黄平县	黄平县人民医院结核病门诊	黄平县新州镇西门街26号	0855-3930576
	施秉县	施秉县人民医院结核病门诊	施秉县城关镇下河坝	0855-4220392
	三穗县	三穗县人民医院结核病门诊	三穗县八弓镇新穗街209号	0855-4532066

续表

市(州)	县（市、区、特区）	机构名称	通信地址	联系电话
黔东南苗族侗族自治州	镇远县	镇远县人民医院结核病门诊	镇远县㵲阳镇西门街8号	0855-3879045
	岑巩县	岑巩县人民医院结核病门诊	岑巩县思州路84号	0855-3576150
	天柱县	天柱县人民医院结核病门诊	天柱县凤城街道办事处卫生路8号	0855-7529264
	锦屏县	锦屏县人民医院结核病门诊	锦屏县三江镇风雨桥社区194号	0855-7221727
	剑河县	剑河县人民医院结核病门诊	剑河县革东镇健民路1号	0855-5229395
	台江县	台江县人民医院结核病门诊	台江县苗疆西大道51号	0855-5323260
	黎平县	黎平县人民医院结核病门诊	黎平县德凤街道办事处环城西路14号	0855-6221495
	榕江县	榕江县人民医院结核病门诊	榕江县古州西路11号	0855-6674602
	从江县	从江县人民医院结核病门诊	从江县丙妹镇俞家湾路85号	0855-6414626
	雷山县	雷山县人民医院结核病门诊	雷山县丹江镇雷公山大道132号	0855-3979859
	麻江县	麻江县人民医院结核病门诊	麻江县杏山镇解放路2号	0855-2678885
	丹寨县	丹寨县人民医院结核病门诊	丹寨县龙泉镇兴泉西路延伸段	15085295207

续表

市(州)	县（市、区、特区）	机构名称	通信地址	联系电话
黔南布依族苗族自治州	都匀市	都匀市人民医院结核门诊	都匀市云鹤路45号	0854-7010271
	福泉市	福泉市人民医院结核门诊	福泉市金山街道办事处金鸡山西路	0854-2228272
	荔波县	荔波县人民医院结核门诊	荔波县玉屏街道办事处迎宾大道26号	0854-3615569
	贵定县	贵定县人民医院结核门诊	贵定县宝山街道办事处东兴南路55号	0854-5215916
	瓮安县	瓮安县人民医院结核门诊	瓮安县雍阳街道办事处城北社区河西大道2号	0854-2879255
	独山县	独山县人民医院结核门诊	独山县营上路1号	0854-4960023
	长顺县	长顺县人民医院结核门诊	长顺县长寨镇卫生巷35号	0854-6823288
	平塘县	平塘县人民医院结核门诊	平塘县金盆街道办事处新舟村拉高6组	0854-4837670
	罗甸县	罗甸县人民医院结核门诊	罗甸县龙坪镇解放东路	0854-7612828
	龙里县	龙里县人民医院结核门诊	龙里县龙山镇金龙西路	15721700134
	惠水县	惠水县人民医院结核门诊	惠水县和平镇太平寺路	0854-4906096
	三都水族自治县	三都水族自治县人民医院结核门诊	三都水族自治县三合街道办事处深圳路47号	0854-3927670

附录 11

贵州省耐多药结核病定点医疗机构信息表

市（州）	机构名称	通信地址	联系电话
贵阳市	贵阳市公共卫生救治中心防保科	南明区花溪大道北段 96 号	0851-85963453/ 85957093
遵义市	遵义医学院附属医院结核门诊	汇川区大连路 149 号	0851-28609190
	贵州航天医院结核门诊	汇川区大连路 149 号	0851-28691050
毕节市	毕节市第一人民医院传染科	七星关区广惠路 112 号	0857-8294182
黔东南苗族侗族自治州	黔东南苗族侗族自治州人民医院结核病门诊	凯里市韶山南路 31 号	0855-8218801
黔南布依族苗族自治州	贵州医科大学第三附属医院感染科	都匀市沙包堡七星路 7 号	0854-8323612